U0339377

掌中宝系列

人体经络穴位
掌中查

臧俊岐 / 主编

CTS K 湖南科学技术出版社

图书在版编目（CIP）数据

人体经络穴位掌中查/臧俊岐主编.--长沙:湖南科学技术出版社,2017.9

（掌中宝系列）

ISBN 978-7-5357-9195-5

Ⅰ.①人… Ⅱ.①臧… Ⅲ.①经络－基本知识②穴位－基本知识 Ⅳ.①R224

中国版本图书馆CIP数据核字(2017)第015186号

RENTI JINGLUO XUEWEI ZHANGZHONGCHA

人体经络穴位掌中查

主　　编	臧俊岐
责任编辑	何　苗　王跃军
文案统筹	深圳市金版文化发展股份有限公司
摄影摄像	深圳市金版文化发展股份有限公司
出版发行	湖南科学技术出版社
社　　址	长沙市湘雅路276号
	http://www.hnstp.com

湖南科学技术出版社天猫旗舰店网址:

　　　　　http://hnkjcbs.tmall.com

印　　刷	深圳市雅佳图印刷有限公司
	（印装质量问题请直接与本厂联系）
厂　　址	深圳市龙岗区坂田大发路29号C栋1楼
版　　次	2017年9月第1版第1次
开　　本	890mm×1240mm　1/64
印　　张	4.5
书　　号	ISBN 978-7-5357-9195-5
定　　价	24.80元

前言
PREFACE

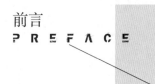

　　《黄帝内经》道："经脉者，所以能决生死，处百病，调虚实，不可不通。"人体有360多个穴位，经络畅通、气血充沛，是拥有健康体魄的前提。

　　2500多年前，对如何不生病、怎样治愈各种顽疾，古人早已有完整的理论体系、成熟的技术和简易的操作方法，并已被广泛地应用，惠及大众。

　　《黄帝内经》在"如何不生病"这个问题上功绩卓著，十四经络更是神奇莫测，在治疗各种顽疾和慢性病方面优势显著，甚至可以手到病除。人体本来就百药俱全，自我治愈功能是天赐的法宝。

　　本书以最新国际标准的经络穴位为依据，采用真人骨骼图与手绘简便取穴图对照方式标示人体174个常用腧穴，其中包括十四经穴154个和经外奇穴20个，具有生动形象、真实、简明、准确的特点，图文对照，方便实用，易于学习与掌握。书中常用穴位还配有二维码，扫一扫，简单又明了。

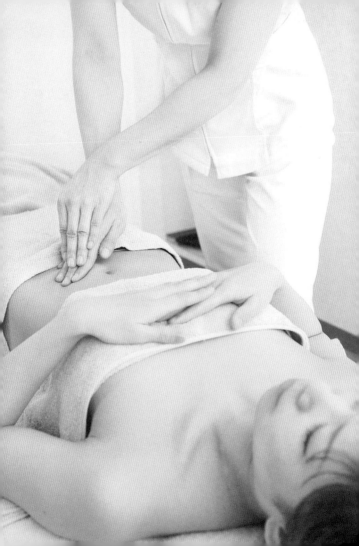

目录
CONTENTS

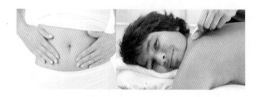

第一章 经穴简介

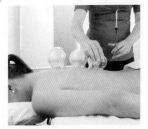

第二章　手太阴肺经

第三章　手阳明大肠经

第四章　足阳明胃经

第五章　足太阴脾经

第六章　手少阴心经

第七章　手太阳小肠经

第八章　足太阳膀胱经

第九章　足少阴肾经

第十章　手厥阴心包经

第十一章　手少阳三焦经

第十二章　足少阳胆经

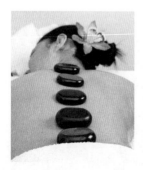

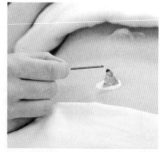

第十三章　足厥阴肝经

第十四章　任脉

第十五章 督脉

第十六章 经外奇穴

第一章 经穴简介

如果把人体比作大地，经络就好像地面和地底纵横交错分布的河道、暗河；而穴位，就像是河道上的特殊地理位置，或为源头、尽头，或为水浅区、水深区，或有汇聚、相通，等等。气血就像河里的养分，循着经络走向，滋养着整个身躯。而身体的变化就像地理变动，会在表面反应出来，如此可从体表的经穴变化，探知体内脏腑的病变。

经络简介

《黄帝内经》关于人体经络的记载道，人体经络内属于脏腑，外络于肢节，沟通内外，贯穿上下，将人体各部的组织器官联系成为一个有机的整体，并藉以运行气血，营养全身，使人体各部的功能活动得以保护协调和相对平衡。

经络是运行气血的通路。经和络既有联系又有区别。经指经脉，犹如途径，贯通上下，沟通内外，是经络系统中的主干；络为络脉，它譬如网络，较经脉细小，纵横交错，遍布全身，是经络系统中的分支。

所谓经气即经络之气，概指经络运行之气及其功能活动。经气活动的主要特点是循环流注、如环无端、昼夜不休。人体通过经气的运行，以调节全身各部的功能活动，从而使整个机体保持协调和相对平衡。

经络系统由十二经脉、奇经八脉、十五络脉、十二经别、十二经筋、十二皮部及许多孙络、浮络等组成。十二经脉和任督二脉，又称为十四经脉。

十二经脉的流注次序为：起于肺经→大肠经→胃经→脾经→心经→小肠经→膀胱经→肾经→心包经→三焦经→胆经→肝经，最后又回到肺经。周而复始，环流不息。

十二经脉

意义：十二脏腑所属的经脉，又称正经。

作用：运行气血的主要干道。

特点：分手、足三阴三阳四组，与脏腑连属，有表里相配，其循环自肺经开始至肝经止，周而复始、循环不息，各经均有特定的腧穴。

奇经八脉

意义：不直接连属脏腑，无表里相配，故称奇经。

作用：加强经脉之间的联系，以调节十二经气血。

特点：任督二脉随十二经组成循环的通路，并有特定的腧穴；其他六脉不随十二经循环，腧穴都依附于十二经脉。

	阴经 （属脏）	阳经 （属腑）	循行部位 （阴经行于内侧， 阳经行于外侧）	
手	太阴肺经 厥阴心包经 少阴心经	阳明大肠经 少阳三焦经 太阳小肠经	上肢	前线 中线 后线
足	太阴脾经 厥阴肝经 少阴肾经	阳明胃经 少阳胆经 太阳膀胱经	下肢	前线 中线 后线

穴位简介

穴位，学名"腧穴"，是脏腑、经络气血输注出入的特殊部位，也是针灸、推拿等中医疗法主要的施术部位，多为神经末梢密集或较粗的神经纤维经过的地方。

● 穴位的分类

穴位大体上可分为十四经穴、奇穴、阿是穴三类。除阿是穴外，经穴、奇穴都有既定的名称、位置和数目。

 十四经穴 指具有固定的名称和位置，且归属于十二经脉或任脉、督脉的腧穴。这类腧穴具有主治本经和所属脏腑病症的共同作用，因此，归纳于十四经脉系统中，简称"经穴"。十四经穴共有361个，是腧穴的主要组成部分。

 奇穴 指既有一定的名称，又有明确的位置，但尚未归入或不便归入十四经系统的腧穴。这类腧穴的主治比较单纯，多数对某些病症有特殊疗效，因而未归入十四经系统，故又称"经外奇穴"。

指既无固定名称，亦无固定位置，而是以压痛点或其他反应点作为针灸施术部位的一类腧穴。又称"天应穴""不定穴""压痛点"等。阿是穴无一定数目。

● 穴位的作用

穴位并不是孤立于体表的点，而是与深部组织器官有着密切联系、互相输通的特殊部位。"输通"是双向的：从内通向外，反应病痛；从外通向内，接受刺激，防治疾病。从这个意义上说，穴位又是疾病的反应点和治疗的刺激点。

十四经穴的治疗作用，归纳起来大体是：本经腧穴可治本经病，表里经腧穴能互相治疗表里两经病，邻近经穴能配合治疗局部病。各经穴主治既有其特殊性，又有其共同性。

是一切腧穴主治作用所具有的共同特点。所有腧穴均能治疗该穴所在部位及邻近组织、器官的局部病症。如足三里治疗下肢痹痛，合谷穴治疗手指麻木等。

"经络所过，主治所及。"在十四经穴中，尤其是在四肢肘膝关节以下的腧穴，不仅能治疗局部病症，还可治疗本经循行所及的远隔部位的组织器官脏腑的病症，有的甚至可影响全身的功能。如合谷穴可治上肢病、头面疾患和全身热证。

　　指某些腧穴所具有的双重性、良性调整作用和相对特异性而言。如天枢穴可治泄泻，又可治便秘；内关穴在心动过速时可减慢心率，心动过缓时又可提高心率。特异性如大椎穴可退热，至阴穴可矫正胎位等。

● 特定穴

　　特定穴是十四经穴中具有特殊治疗作用，并以特定称号概括的腧穴。根据其不同的分布特点、含义和治疗作用，分别在四肢肘、膝以下的五输穴、原穴、络穴、郄穴、八脉交会穴、下合穴；在胸腹、背腰部的背俞穴、募穴；在四肢躯干的八会穴以及全身经脉的交会穴。

　　五输穴是十二经脉各经分布于肘、膝关节以下的井、荥、输、经、合五类腧穴的统称。临床上，井穴可用于治疗高热昏迷等一切属热、属实、气滞血凝之急性热性病；荥穴可用于治疗热病；输穴可用于治疗关节痛；经穴可用于治疗咳喘；合穴可用于治疗六腑病症等。

十二经脉	井穴	荥穴	输穴	经穴	合穴
手太阴肺经	少商	鱼际	太渊	经渠	尺泽
手阳明大肠经	商阳	二间	三间	阳溪	曲池
足阳明胃经	厉兑	内庭	陷谷	解溪	足三里
足太阴脾经	隐白	大都	太白	商丘	阴陵泉
手少阴心经	少冲	少府	神门	灵道	少海
手太阳小肠经	少泽	前谷	后溪	阳谷	小海
足太阳膀胱经	至阴	足通谷	束骨	昆仑	委中
足少阴肾经	涌泉	然谷	太溪	复溜	阴谷
手厥阴心包经	中冲	劳宫	大陵	间使	曲泽
手少阳三焦经	关冲	液门	中渚	支沟	天井
足少阳胆经	足窍阴	侠溪	足临泣	阳辅	阳陵泉
足厥阴肝经	大敦	行间	太冲	中封	曲泉

原穴是脏腑原气经过和留止的部位，在腕踝关节附近，可治疗所属脏腑病变，也能推测脏腑功能的盛衰。

十二经络穴在四肢肘膝关节以下，有联络、散布之意，可治本经和表里经病，刺络穴出血还能治急性炎症。

经穴的取穴方法

经穴,是经络上特殊位置的节点,只有找准经穴,才能发挥经穴的功效。因穴位有对称性分布的特性,故一般"取穴取双"。

● 体表标志取穴法

以熟知的体表部位为定点,与其相对位置多少取穴。有固定标志和活动标志。

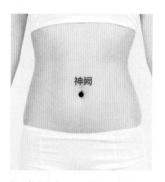

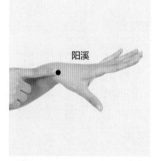

固定标志:五官、毛发、爪甲、乳头、腋下、脐窝和骨节凸起、凹陷及肌肉隆起等。如肚脐取神阙穴。

活动标志:利用肢体活动出现的孔隙、凹陷、皱纹等活动标志来取穴。如拇指上翘取阳溪穴。

● 手指同身寸度量取穴法

　　手指同身寸度量取穴法，指以患者本人的手指为标准度量取穴，是临床取穴定位常用的方法之一。1寸：大拇指或中指第2节横宽；1.5寸：示指和中指二指指腹横宽；2寸：示指、中指和无名指3指指腹横宽；3寸：示指、中指、无名指和小指4指指腹横宽。

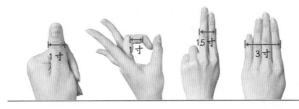

● 简便取穴法

　　它是临床中一种简便易行的腧穴定位方法。如立正姿势，手臂自然下垂，其中指端在下肢所触及处为风市穴；握拳屈指时中指尖处为劳宫穴。

● 感知取穴法

　　身体感到异常，用手指触压，如果有痛感、硬结、痒等感觉，或与周围皮肤有温度差，或皮肤出现黑痣、斑点，那么此处及其周边即是阿是穴所在处。

● 骨度分寸取穴法

骨度分寸法是将人体的各个部位分别规定其折算长度，作为量取腧穴的标准。

起止点	骨度分寸
眉心至前发际	3
前后发际间	12
两乳间	8
胸骨上窝至剑突	9
剑突至脐中	8
脐孔至耻骨联合上缘	5
耳后两乳突（完骨）之间	9
肩胛骨内缘至背正中线	3
腋前（后）横纹至肘横纹	9
肘横纹至腕横纹	12
股骨大粗隆（大转子）至膝中	19
膝中至外踝尖	16
胫骨内侧髁下缘至内踝尖	13

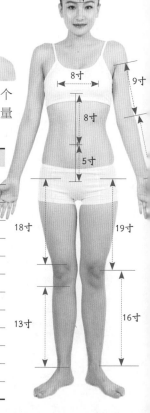

按摩——揉揉按按，手到病除

按摩，是日常生活中应用最广泛的经穴疗法，如捶背、梳头、做眼保健操等。既可借助理疗工具，也可仅用一双手操作，简便易行。下面介绍几种常用的按摩方法。

压法

以肢体在施术部位压而按之的方法被称为压法。压法具有疏通经络、活血止痛、镇惊安神、祛风散寒、舒展筋骨的作用，经常被用来进行胸背部、腰臀以及四肢等部位的按摩。

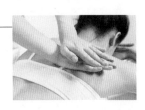

压法的动作要领： ①力量由轻到重。②部位准确，压力深透。③深压而缓慢移动，提则轻缓，一起一伏。

掐法

掐法指的是以拇指指甲，在一定的部位或穴位上用力按压的一种手法。掐法适用于面部及四肢部位的穴位，是一种强刺激手法，具有开窍解痉的功效。如掐人中，可以解救中暑及晕厥。

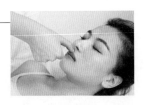

掐法的动作要领： ①拇指微屈，指甲着力掐压。②垂直用力，不能扣动，掐后轻揉。③不适合长时间使用。

按法

用指、掌或肘深压于体表一定部位或穴位，称为按法。按法是一种较强刺激的手法，有镇静止痛、开通闭塞、放松肌肉的作用。指按法适用于全身各部位穴位；掌根按法常用于腰背及下肢部位穴位；肘按法压力最大，多用于腰背臀部和大腿部位穴位。

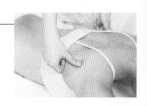

按法的动作要领：①紧贴体表着力于一定的部位或穴位，不能移动。②按压的方向要垂直向下。③用力要由轻到重，稳而持续，忌用暴力。④在按法结束时，不宜突然放松，应当慢慢减轻按压的力量。

揉法

揉法指的是用指、掌、肘部吸附于肌体表面某些部位或穴位，或在反射区上做柔和缓慢的环旋转动或摆动，并带动皮下组织一起揉动的一类手法。揉法具有行气导滞、祛风散寒、舒筋通络、活血化瘀、消肿止痛、缓解肌肉痉挛、改善肌肉营养、强身健体等作用。

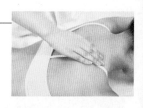

揉法的动作要领：①手自然放松，着力部位紧贴体表，做缓慢柔和深透的回旋揉动，不得摩擦与滑动。②压力要轻柔，以轻而不浮、重而不滞为原则。③揉动要圆滑，着力部位及力的转换点要自然过渡且均匀一致。

刮痧——简单刮痧，痧出病愈

刮痧，是夏天最常用的经穴疗法。刮痧能刮去湿热邪毒，祛痧生新，让身体恢复轻松自如。下面介绍三种常用的刮痧方法。

角刮法

用刮痧板的一个角，朝刮拭方向倾斜45°，在穴位处自上而下刮拭。双角刮法用于脊椎，以凹槽处对准棘突同样刮拭。

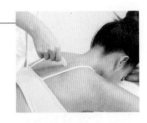

面刮法

将刮痧板的一半长边或整个长边接触皮肤，刮痧板向刮拭的方向倾斜30°～60°，自上而下或从内到外均匀刮拭。

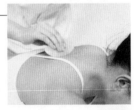

揉刮法

以刮痧板整个长边或一半长边接触皮肤，刮痧板与皮肤的夹角小于15°，均匀、缓慢、柔和地作弧形旋转刮拭。

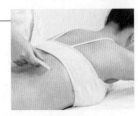

艾灸——丝丝艾香，传递健康

艾灸，是现在很受大众欢迎的中医经穴疗法。因其具有祛寒起痹、扶正祛邪、保健治病之功效，特别适用于"老毛病"。下面介绍几种常用的艾灸法。

艾炷直接灸

将点燃的艾炷直接放在皮肤上施灸，施灸前可先在皮肤上涂石蜡油以固定。这是最基本、最主要的常用灸法。

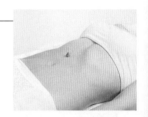

艾炷隔姜灸

将一片厚约0.3厘米的生姜戳数孔，上置艾炷放在穴位上施灸，灼热不可忍受时将姜片提起，待热感缓解后放下再灸。

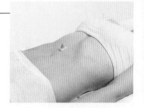

艾条温和灸

手持点燃的艾条，对准施灸部位，在距皮肤3厘米左右（以能承受为准）的高度进行固定熏灸。一般每处需灸5分钟左右。

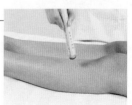

艾条雀啄灸

手持点燃的艾条，在施灸穴位皮肤的上方约3厘米处，如鸟雀啄食一样做一起一落，忽近忽远的手法施灸。一般每处熏灸3~5分钟。向下时谨防触及皮肤，应及时掸除烧完的灰烬。

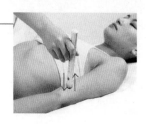

艾条回旋灸

手持燃着的艾条，在施灸部位的上方约3厘米高度，根据病变部位的形状做速度适宜的上下、左右反复移动或反复旋转熏灸。此法能使较大范围内的皮肤温热而不灼痛。

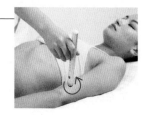

温灸器灸

将艾绒或艾条点燃后装入温灸器中，盖好盖子，置于所灸部位，来回移动熨灸或固定熏灸，一般灸治15~20分钟。此法简便安全，适合家庭艾灸。

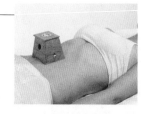

拔罐——拔出邪气，一身轻松

拔罐，也是常用的经穴疗法之一，能祛湿通络、清热排毒。留罐可用气罐代替火罐，以防烫伤。下面介绍3种拔罐方法。

留罐法

留罐法是指罐吸拔在应拔部位后留置一段时间的拔罐方法，此法最常用。主要用于寒邪内伏、脏腑病、久病等。

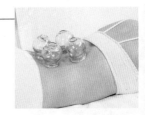

闪罐法

多用于皮肤不平、容易掉罐的部位。将燃烧物送入罐底，立即抽出，马上将罐拔于施术部位，又立即取下，重复多次。

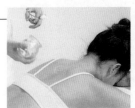

走罐法

用于病变部位较大、肌肉丰厚而平整的部位。先在施术皮肤上涂一层润滑油，用闪火法将罐吸拔于皮肤上，来回推罐。

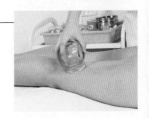

经穴操作注意事项

任何经穴操作，都须按照正确的方法施行，否则不仅达不到治疗效果，反而给身体带来伤害。

▶ 按摩应遵循的4个原则

（1）先轻后重。这样能够让身体有一个适应的过程。

（2）宜慢不宜快。保持一个柔和的速度，力度要均匀。

（3）肥胖者用力要略重。因肥胖者的脂肪层较厚，用力略重才能起到治疗的效果。

（4）按揉头部穴位时力量要分外轻。头部的肌肉很薄弱，感觉也比较敏感，所以用力一定要轻柔适宜。

▶ 艾灸的注意事项

（1）施灸时要注意力集中，以免烧烫伤患者。

（2）对昏迷者、肢体麻木及感觉迟钝的患者和小儿，施灸灸量不宜过大。

（3）被灸者情绪不稳，或处于过饥、过饱、醉酒、劳累、阴虚内热等状态，尽量不使用艾灸疗法。

（4）施灸的时间长短应该是循序渐进的，施灸穴位也应该由少至多，热度也是逐渐增加的。

（5）心脏、大血管及黏膜附近少灸或不灸，身体被感染部位、孕妇的腹部及腰骶部忌灸。

▶ 刮痧应做好的重要细节

（1）刮痧时和刮痧后，避风保暖很重要，以免伤风受寒。

（2）刮痧完毕应马上喝杯热水补充水分，促进新陈代谢。

（3）刮痧半小时后才能到室外活动，刮痧3小时内不要洗澡，防止风寒之邪侵入体内。

（4）不可一味追求出痧。刮至毛孔清晰即能起到排毒的作用，一味追求出痧反而容易伤害到皮肤。

（5）每次刮痧只治疗一种病症，并且不可刮拭太长时间，不可连续大面积刮拭，以免伤及体内正气。

▶ 拔罐注意事项

（1）室温保持20℃以上，最好在避风向阳处。

（2）以俯卧位为主，充分暴露施术部位。

（3）吸附力过大时，可按挤一侧罐口边缘的皮肤，稍放一点空气进入罐中。初次拔罐者和年老体弱者，宜选用中、小号罐具。

（4）拔罐顺序应从上到下，罐的型号则应上小下大。

（5）病情轻或有感觉障碍者（如下肢麻木者）拔罐时间要短。病情重、病程长、病灶深及疼痛较剧烈者，拔罐时间可适当延长，吸附力稍大。

（6）若患者出现头晕、恶心、呕吐、面色苍白、出冷汗、四肢发凉等症状，甚至出现血压下降、呼吸困难，应及时取下罐具，将患者仰卧位平放，垫高下肢，轻者可给予少量温开水，重者掐按或针刺人中、合谷穴，并送往医院就诊。

第二章 手太阴肺经

手太阴肺经为十二经脉之一，本经起于中焦胃脘部，终于指端少商穴，一侧有二个穴位。本经腧穴主要治疗咳嗽、咯痰、喘促、胸闷、咽痛等呼吸系统疾病，胸痛、肩背痛、上肢内侧前缘疼痛等本经脉所经过部位的相关病症。

手太阴肺经经穴

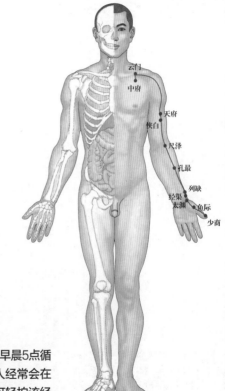

云门
中府
天府
侠白
尺泽
孔最
列缺
经渠
太渊
鱼际
少商

肺经保养方法

肺经在凌晨3点至早晨5点循行，肺有病变的人经常会在此时醒来。平时可轻拍该经循行部位1～3分钟以养肺。

穴位	定位	主治病症
中府	位于胸前壁的外上方,云门下1寸,平第1肋间隙,距前正中线6寸。	咳嗽、气喘、肺炎、哮喘等肺部病症以及肩臂疼痛、中气不足。
云门	位于胸外侧部,肩胛骨喙突内缘,锁骨下窝凹陷处,前正中线旁开6寸。	气管炎、咳嗽、心烦、咯血、肘痛、上肢痹痛、急性腹痛。
天府	位于臂内侧面,肱二头肌桡侧缘,腋前纹头下3寸处。	咳喘等肺部疾患、上臂疼痛等本经络所经过处病症。
侠白	位于臂内侧面,肱二头肌桡侧缘,腋前纹头下4寸,或肘横纹上5寸处。	咳嗽、气喘、干呕、烦闷、心悸、上臂前外侧痛、瘾疹等。
尺泽	位于肘横纹中,肱二头肌肌腱桡侧凹陷处。	气管炎、咳嗽、心烦、咽痛、肘痛、急性腹痛等病症。
孔最	位于前臂掌面桡侧,当尺泽与太渊连线上,腕横纹上7寸。	咳喘、咯血、咽痛等肺部疾病、前臂酸痛、头痛等病症。
列缺	位于前臂桡侧缘,桡骨茎突上方,腕横纹上1.5寸,当肱桡肌与拇长展肌腱之间。	肺部疾病、头痛、颈痛、咽痛、尿血、掌中热等病症。
经渠	位于前臂掌面桡侧,桡骨茎突与桡动脉之间凹陷处,腕横纹上1寸。	咳嗽、气喘等肺部疾病、前臂冷痛、疟疾等。
太渊	位于腕掌侧横纹桡侧,桡动脉搏动处。	咯血、胸闷、心痛、心悸、手掌冷痛麻木等病症。
鱼际	位于手拇指本节(第1掌指关节)后凹陷处,约当第1掌骨中点桡侧,赤白肉际处。	咳嗽、咽痛、咯血、身热、风热感冒等病症。
少商	位于手拇指末节桡侧,距指甲角0.1寸(指寸)。	咽痛、身热、中暑、中风(又称脑卒中)昏迷、手指麻木等病症。

中府 ——专治肺部不适

中府为肺经首穴，亦是肺之募穴，手、足太阴经交会穴，能调补肺气、清泻肺热、利湿化痰、暖肺止咳、润肺化燥，可治各种肺部疾病。

主治病症

气管炎、咳嗽、气喘、胸痛等肺部病症；肩背局部疼痛；兼治脾气不足、水肿等。

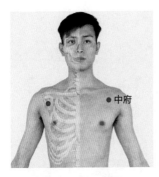

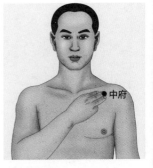

● 中府

穴位定位：位于胸部，横平第1肋间隙，位于锁骨下窝外侧，云门穴直下1寸，距前正中线6寸处。

简便取穴：正立放松，锁骨外侧端下缘的三角窝中心是云门穴，由此窝正中垂直往下推一根肋骨（平第1肋间隙）处即为本穴。

尺泽

——清肺热，治咳喘

尺泽为肺经上的合穴，合穴可用于治疗六腑病症，当逆气而下泄，故此穴可治本经肺部疾病和肺热证。穴居肘内，可治疗肘臂麻木疼痛。

主治病症

感冒、咳嗽、气喘等肺部疾病；咽痛、心烦等肺热证；上肢痹痛等局部病症；也能治疗急性腹痛等。

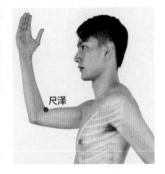

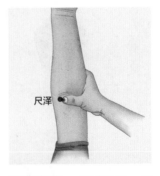

穴位定位：位于肘区，肘横纹上，肱二头肌肌腱桡侧凹陷处。

简便取穴：采用正坐、仰掌并微曲肘的姿势，取穴时先将手前臂上举，在手肘内侧中央处有粗腱，腱的外侧凹陷处即为此穴。

孔最

——调理肺气、清热止血

孔最为肺经之郄穴，善治肺经、肺脏之急重症和相关的血证，具有清泻肺热、肃降肺气、凉血止血之功效。

主治病症

咳嗽、气喘、咯血、咽痛、头痛、肘臂痛、痔疮等病症。

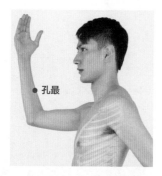

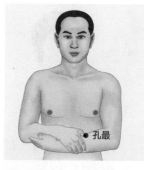

穴位定位：位于前臂掌面桡侧，当尺泽与太渊连线上，腕横纹上7寸处。

简便取穴：手臂向前，仰掌向上，用另一只手握住手臂中段处，拇指指甲下压即为此穴。

列缺

——缓解头项不适

列缺为肺经络穴，直接联络手阳明大肠经，通于任脉，故可治疗肺经、大肠经、任脉之病变。"头项寻列缺"，列缺能清泄风热、通络止痛。

主治病症

感冒、咳嗽等肺疾；头痛、项强等大肠经病变；阴茎痛等任脉疾患；手腕无力等局部不适。

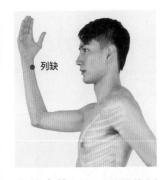

穴位定位：位于前臂桡侧缘，桡骨茎突上方，腕横纹上1.5寸，当肱桡肌与拇长展肌腱之间。

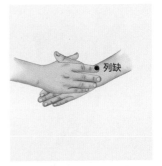

简便取穴：以双手虎口交叉，一手示指压在另一手的桡骨茎突上，当示指尖到达之凹陷处取穴。

太渊

——能补肺、调气血

太渊为肺经之输穴，擅长补肺之虚损，有调整肺功能的作用。此穴亦为八会穴之脉会，对血液运行失常及出血等疾患有较好的疗效。

主治病症

久咳、咯血、胸闷等肺虚诸证；心痛、心悸、无脉症等气血瘀阻之症；手腕疼痛无力等。

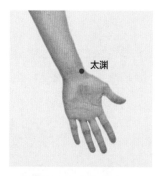

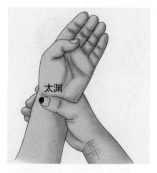

穴位定位：位于腕掌侧横纹桡侧，桡动脉搏动处。

简便取穴：仰掌，当掌后第1横纹上，用手摸有脉搏跳动处的桡侧凹陷中即是。

鱼际

——泄肺热、止痹痛

鱼际为肺经荥穴，"荥主身热"，故此穴能清肺泻火、清宣肺气。平时用两手鱼际互搓至酸痛发红，能增强肺功能，预防感冒、气喘。

主治病症

风热感冒、咳嗽有黄色脓痰、胸闷胸痛、咽喉肿痛、声音嘶哑、身热烦躁、肺热咯血等。

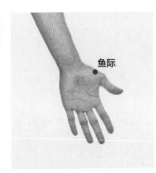

鱼际

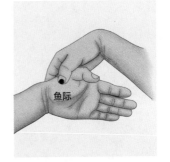

鱼际

穴位定位：位于手拇指本节（第1掌指关节）后凹陷处，约当第1掌骨中点桡侧，赤白肉际处。

简便取穴：侧掌，微握掌，腕关节稍向下屈，于第1掌骨中点赤白肉际处即是。

少商

—— 泻实热、醒神智

少商为肺经井穴，可治疗一切属热、属实、属气滞血凝之急性热性病。穴居末端，是阴阳气血交会之处，故善调气血阴阳逆乱之闭证。

主治病症

咳嗽、气喘、咽喉肿痛、发热、中暑、呕吐、中风昏迷、小儿惊风、手指麻木等病症。

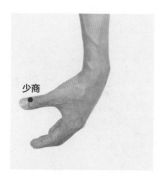

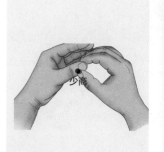

穴位定位：位于手拇指末节的桡侧，距指甲角0.1寸（指寸）处。

简便取穴：露出拇指背侧，手拇指爪甲桡侧缘和基底部各作一线，相交处取穴。

第三章 手阳明大肠经

手阳明大肠经为十二经脉之一。本经起于示指桡侧端（商阳穴），上行至面颊，于鼻翼旁（迎香穴）与足阳明胃经相接，一侧有20个穴位。本经腧穴主要治疗头面五官疾患、咽喉疾病、热病、皮肤病、胃肠病、神志病等病症及本经脉循行部位的其他病症。

手阳明大肠经经穴

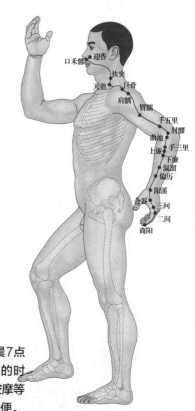

口禾髎　迎香
扶突
天鼎　巨骨
肩髃　臂臑
手五里
肘髎
曲池　手三里
上廉
下廉
温溜
偏历
阳溪
合谷
三间
二间
商阳

大肠经保养方法

大肠经在早晨5点至早晨7点循行，晨起后排便最好的时间。可用刮痧、敲打、按摩等方法刺激大肠经以排毒通便。

穴位	定位	主治病症
商阳	位于示指末节桡侧，距指甲角0.1寸（指寸）处。	中风昏迷、中暑、咽喉肿痛、牙痛、耳鸣、耳聋等。
二间	位于手示指本节（第2掌指关节）前，桡侧凹陷处。	身热烦躁、咽喉肿痛、牙痛、目赤肿痛、鼻出血、肩周炎等。
三间	位于手示指本节（第2掌指关节）后，桡侧凹陷处。	咽喉炎、麦粒肿、扁桃体炎、身热等咽喉及眼部疾病。
合谷	位于手背，第1、第2掌骨间，当第2掌骨桡侧的中点处。	头痛、目赤肿痛、牙痛、面肿、发热、疔疮、肩臂疼痛等。
阳溪	位于腕背横纹桡侧，手拇指向上翘起时，当拇短伸肌腱与拇长伸肌腱之间的凹陷中。	头痛、咽痛、牙痛、耳鸣、心烦、腕臂酸痛、鼠标手等。
偏历	屈肘，位于前臂背面桡侧，当阳溪与曲池连线上，腕横纹上3寸处。	目赤、耳鸣、鼻出血、牙痛、咽干、小便不利、前臂疼痛等。
温溜	位于前臂背面桡侧，当阳溪与曲池的连线上，腕横纹上5寸处。	鼻出血、牙痛、前臂疼痛、腹痛、口腔炎症等。
下廉	位于前臂背面桡侧，当阳溪与曲池连线上，肘横纹下4寸处。	腹痛、腹胀、前臂疼痛、头痛、风湿痹痛等。
上廉	位于前臂背面桡侧，当阳溪与曲池连线上，肘横纹下3寸处。	腹痛、上肢痹痛、肠鸣、泄泻、小便不利等。
手三里	位于前臂背面桡侧，当阳溪与曲池的连线上，肘横纹下2寸处。	目赤肿痛、上肢痹痛、腹痛、泄泻、牙痛、颊肿等。

穴位	定位	主治病症
曲池	位于肘横纹外侧端，屈肘，当尺泽与肱骨外上髁连线中点。	肩臂肘疼痛、咽喉肿痛、便秘、头痛、发热等。
肘髎	位于臂外侧，屈肘，曲池上方1寸，当肱骨边缘处。	上肢痹痛、肩臂肘疼痛麻木、肘关节屈伸不利等。
手五里	位于臂外侧，当曲池与肩髃连线上，曲池上3寸处。	肩臂肘疼痛、上肢不遂、乏力、咳嗽、咯血等。
臂臑	位于臂外侧，三角肌止点处，当曲池与肩髃的连线上，曲池上7寸处。	颈痛、肩臂疼痛、目赤肿痛、肩周炎、上肢麻木等。
肩髃	位于肩部三角肌上，臂外展或向前平伸时，当肩峰前下方凹陷处。	肩臂痹痛、上肢不遂、肩背痛、肩周炎等。
巨骨	位于肩上部，当锁骨肩峰端与肩胛冈之间凹陷处。	肩臂疼痛、肩周炎、颈椎病、惊痫、瘰疬、吐血、胃出血等。
天鼎	位于颈外侧部，胸锁乳突肌后缘，当结喉旁，扶突与缺盆连线中点。	肩臂疼痛、颈痛、咽痛、喉痹、梅核气等。
扶突	位于颈外侧部，结喉旁，当胸锁乳突肌的前、后缘之间。	落枕、咳嗽、颈痛、肩臂疼痛、咽喉肿痛、瘰疬等。
口禾髎	位于上唇部，鼻孔外缘直下，平水沟穴。	鼻炎、鼻塞、鼻出血、嗅觉减退等鼻部疾病。
迎香	位于鼻翼外缘中点旁，当鼻唇沟中。	鼻塞、多涕、鼻炎、鼻窦炎、鼻出血等鼻部疾病。

商阳

——泻热救急调气血

商阳为大肠经井穴，为阴阳经气相互交贯之处，具有泻热启闭、开窍醒神、调和阴阳气血逆乱之功，还可清泻肺热、改善气血循环。

主治病症

中风昏迷、中暑、咽痛、牙痛、耳鸣、肺热咳喘、高热等急证热证，手指麻木等局部不适。

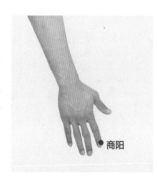

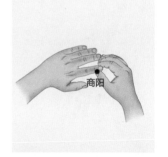

穴位定位：位于示指末节桡侧，距指甲角0.1寸。

简便取穴：露出示指背侧，示指爪甲桡侧与基底部各作一线，相交处为该穴。

三间

——清泄阳明排热毒

三间为大肠经之输穴，长于疏调大肠经气血，可清头面五官热毒、胃肠郁热，也能治疗局部手指麻木疼痛。

主治病症

身热、头痛、咽喉肿痛、牙痛、腮肿、目赤肿痛、鼻出血、手指肿痛、咽炎、麦粒肿、肩周炎等。

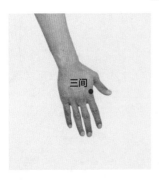

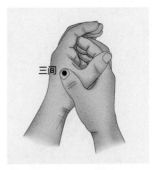

穴位定位：位于手示指本节（第2掌指关节）后，桡侧凹陷处。

简便取穴：微握拳，在靠近拇指外侧的示指掌指关节后方凹陷处。

合谷

——缓解头面热痛

合谷为大肠经之原穴，"面口合谷收"，头面不适可用此穴，对热证有很好的疗效，还可以降低血压、镇静神经、调节内分泌、改善脾胃功能。

主治病症

身热、头痛、眩晕、目赤、鼻出血、咽痛、腹痛、便秘、癫痫、痛经、肩臂疼痛等。

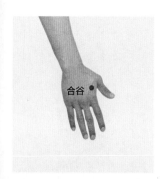

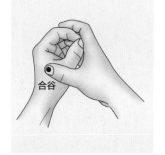

穴位定位：位于手背，第1、第2掌骨间，当第2掌骨桡侧的中点处。

简便取穴：在示指下掌骨桡侧的中点处。或以一手的拇指指关节横纹，放在另一手虎口的指蹼缘上，当拇指尖下是该穴。

阳溪

——能泻火、防治鼠标手

阳溪为大肠经之经穴，具有清泻阳明郁热火毒之功。此穴位于腕关节处，具有通经活络、舒筋利节、祛风除湿、消肿止痛之功效。

主治病症

头痛、咽痛、牙痛、耳鸣、热病心烦、癫痫等热证；手指麻木、鼠标手等局部不适。

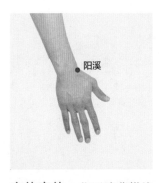

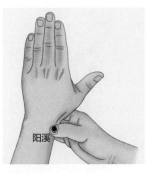

穴位定位：位于腕背横纹桡侧，手拇指向上翘起时，当拇短伸肌腱与拇长伸肌腱之间的凹陷中。

简便取穴：拇指上翘，第1掌骨根部的手腕凹陷处即为此穴。

偏历

——清热宣肺能消肿

偏历为手阳明经之络穴，其脉气与手太阴肺经相通，可调理肺与大肠两经经气，治疗两经病变，能清热以发汗祛湿，宣肺以通调水液。

主治病症

目赤、耳鸣、鼻出血、牙痛、咽干、颊肿、小便不利、水肿、肩臂肘腕酸痛等。

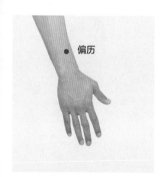

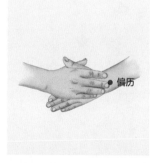

穴位定位：屈肘，位于前臂背面桡侧，当阳溪与曲池连线上，腕横纹上3寸处。

简便取穴：两手虎口垂直交叉，当中指端落于前臂背面，所指处有一凹陷，即为此穴。

曲池

——表里双清能降压

曲池位于肘部，乃经气运行之大关，能通上达下、通里达表，对脏腑热证、疮疡肿毒皆有效。此穴对降压、缓解心律有较好的临床效果。

主治病症

头痛、癫痫、发热、牙痛、咽痛、长痘、便秘、高血压、肺炎、肩周炎、肘关节疼痛等。

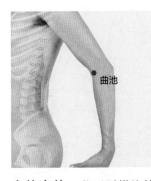

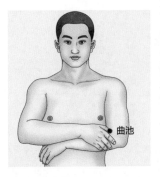

穴位定位：位于肘横纹外侧端，屈肘，当尺泽与肱骨外上髁连线中点。

简便取穴：屈肘成直角，当肘弯横纹尽头处。

肩髃

——祛风通络，治疗肩臂不适

肩髃位于肩部，并与阳跷脉相交会，故其舒筋活络、通利关节的作用甚强，是治疗肩部不适及上肢痛、麻、凉、瘫等症状的要穴。

主治病症

肩臂疼痛或屈伸不利、半身不遂、四肢热、瘰气、肩周炎、乳腺炎、荨麻疹等。

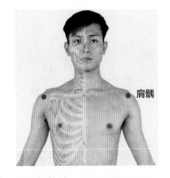

穴位定位：位于肩部三角肌上，臂外展或向前平伸时，当肩峰前下方凹陷处。

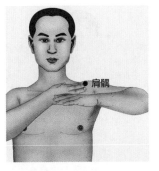

肩髃

简便取穴：将上臂外展平举，肩关节部即可呈现出两个凹窝，前面一个凹窝中即为此穴。

迎香

——疗鼻要穴能清热解表

迎香位于鼻旁，脉气直通鼻窍，故其通经活络、通利鼻窍之作用甚强，是治疗各种鼻部疾患的要穴。此穴还能清热解表，治疗面部不适。

主治病症

喷嚏、鼻出血、鼻息肉、多涕、目赤、口眼㖞斜、面痛、面部如蚁走感、丹毒、荨麻疹等。

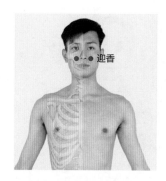

穴位定位：位于鼻翼外缘中点旁，当鼻唇沟中。

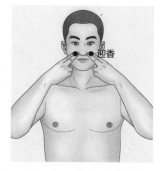

简便取穴：微笑，暴露鼻唇沟，在鼻翼外缘中点作一水平线，与鼻唇沟相交处即是。

第四章 足阳明胃经

足阳明胃经为十二经脉之一。本经起于眼眶下的承泣穴，从头走足，行于人体前面，止于足次趾的外侧甲角旁的厉兑穴，一侧有45个穴位。本经腧穴主要治疗肠胃等消化系统、神经系统、呼吸系统、循环系统病症和咽喉、头面、口、牙、鼻等器官的病症，以及本经脉所经过部位之病症。

足阳明胃经经穴

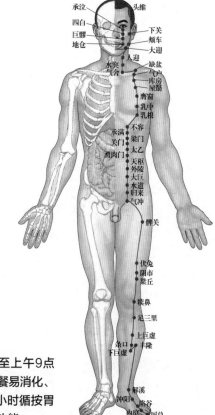

承泣　头维
四白　下关
巨髎　颊车
地仓　大迎
　　　人迎
水突　缺盆
气舍　气户
　　　库房
　　　屋翳
　　　膺窗
　　　乳中
　　　乳根
不容
承满　梁门
关门　太乙
滑肉门　天枢
　　　外陵
　　　大巨
　　　水道
　　　归来
　　　气冲
　　　髀关
　　　伏兔
　　　阴市
　　　梁丘
　　　犊鼻
　　　足三里
　　　上巨虚
条口　丰隆
下巨虚
　　　解溪
冲阳　陷谷
内庭　厉兑

胃经保养方法

胃经在早上7点至上午9点循行，此时吃早餐易消化、吸收好。饭后1小时循按胃经可以调节肠胃功能。

穴位	定位	主治病症
承泣	位于面部，瞳孔直下，当眼球与眶下缘之间。	目赤肿痛、迎风流泪、夜盲、色盲、近视、远视、口眼㖞斜、视神经萎缩等眼部疾病。
四白	位于面部，瞳孔直下，当眶下孔凹陷处。	近视、青光眼、角膜炎、目赤痛痒、视物模糊、眼皮跳动、口眼㖞斜、头痛眩晕等。
巨髎	位于面部，瞳孔直下，平鼻翼下缘处，当鼻唇沟外侧。	面瘫、近视、远视、目赤肿痛、鼻塞、牙痛、三叉神经痛、面部肿胀等。
地仓	位于面部，口角外侧，上直对瞳孔。	口角㖞斜、流涎、牙齿疼痛、面神经麻痹、三叉神经痛、面部肌肉抽搐等。
大迎	位于面部，下颌角前方咬肌附着部前缘，当面动脉搏动处。	面瘫、牙痛、面肌痉挛、三叉神经痛等。
颊车	位于面颊部，下颌角前上方约1横指（中指），当咀嚼时咬肌隆起，按之凹陷处。	牙痛、腮腺炎、下颌关节炎、咀嚼肌痉挛、面神经麻痹、口眼㖞斜、癫痫等。
下关	位于面部耳前方，当颧弓与下颌切迹所形成的凹陷中。	颞颌关节炎、口眼㖞斜、牙痛、面痛、三叉神经痛、耳聋、耳鸣、眩晕等。
头维	位于头侧部，当额角发际上0.5寸，头正中线旁开4.5寸处。	中风后遗症、高血压、前额神经痛、偏头痛等。
人迎	位于颈部结喉旁，当胸锁乳突肌的前缘，颈总动脉搏动处。	咽喉肿痛、胸闷、气喘、高血压、瘰疬、瘿气、梅核气等。

穴位	定位	主治病症
水突	位于颈部，胸锁乳突肌前缘，当人迎与气舍连线的中点。	支气管炎、咽喉炎、咽喉肿痛、甲状腺肿大等。
气舍	位于颈部，当锁骨内侧端的上缘，胸锁乳突肌的胸骨头与锁骨头之间。	颈项强直、落枕、呃逆、瘿瘤、瘰疬等。
缺盆	位于锁骨上窝中央，距前正中线4寸处。	咽喉肿痛、咳嗽、哮喘、胸痛、肩痛等。
气户	位于胸部，锁骨中点下缘，前正中线旁开4寸。	胸膜炎、哮喘、呃逆、咳嗽、胸痛等。
库房	位于胸部，当第1肋间隙，距前正中线4寸处。	气喘、呼吸不畅、咳痰、胸胁胀痛等。
屋翳	位于胸部，当第2肋间隙，距前正中线4寸处。	气喘、呼吸不畅、咳痰、咳血、乳痈等。
膺窗	位于胸部，当第3肋间隙，距前正中线4寸处。	气喘、咳嗽、胸胁胀痛、急性乳腺炎、胸膜炎等。
乳中	位于胸部，当第4肋间隙，乳头中央，距前正中线4寸处。	胸闷、乳腺炎、乳腺增生、产后缺乳等。
乳根	位于胸部，当乳头直下，乳房根部，第5肋间隙，距前正中线4寸处。	胸痛、肋间神经痛、乳腺炎、乳腺增生、胸痛等。

穴位	定位	主治病症
不容	位于上腹部，当脐中上6寸，距前正中线2寸处。	腹满脘痛、咳喘、胸背痛、呕吐、吐血等。
承满	位于上腹部，当脐中上5寸，距前正中线2寸处。	胃痛、食欲不振、消化不良、肠鸣、呕吐等。
梁门	位于上腹部，当脐中上4寸，距前正中线2寸处。	不思饮食、胃痛、肠鸣、腹胀、呕吐、泄泻等。
关门	位于上腹部，当脐中上3寸，距前正中线2寸处。	腹痛、腹胀、消化不良、反酸、便秘、遗尿、水肿等。
太乙	位于上腹部，当脐中上2寸，距前正中线2寸处。	腹痛、腹胀、肠鸣、便秘、食少纳呆、胃肠炎等。
滑肉门	位于上腹部，当脐中上1寸，距前正中线2寸处。	腹痛、腹胀、胃不适、恶心、呕吐、癫痫等。
天枢	位于腹中部，距脐中2寸处。	便秘、消化不良、腹泻、痢疾、腹胀、腹痛等。
外陵	位于下腹部，当脐中下1寸，距前正中线2寸处。	疝气、痛经、月经不调、腹痛、腹泻、腹胀等。
大巨	位于下腹部，当脐中下2寸，距前正中线2寸处。	便秘、尿潴留、小便不利、遗精、阳痿等。

穴位	定位	主治病症
水道	位于下腹部，当脐中下3寸，距前正中线2寸处。	小便不利、痛经、腹胀、腹泻、便秘等。
归来	位于下腹部，当脐中下4寸，距前正中线2寸处。	疝气、月经不调、腹痛、腹胀、便秘等。
气冲	位于腹股沟稍上方，当脐中下5寸，距前正中线2寸处。	月经不调、痛经、疝气、肠鸣、腹痛等。
髀关	位于大腿前面，当髂前上棘与髌底外侧端的连线上，屈髋时，平会阴，居缝匠肌外侧凹陷处。	腰腿疼痛、膝冷、下肢不遂、下肢麻木、腹痛等。
伏兔	位于大腿前面，当髂前上棘与髌底外侧端的连线上，髌底上6寸处。	腿痛、下肢不遂、脚气、疝气、腹胀。
阴市	位于大腿前面，当髂前上棘与髌底外侧端的连线上，髌底上3寸处。	膝腿屈伸不利、膝腿痿痹、膝腿冷痛、腰痛、腹痛等。
梁丘	屈膝，位于大腿前面，当髂前上棘与髌底外侧端的连线上，髌底上2寸处。	胃痉挛、膝关节痛、腹胀、腹痛、腹泻等。
犊鼻	屈膝，位于膝部髌骨与髌韧带外侧凹陷中。	膝痛膝冷、下肢不遂、屈伸不利等。
足三里	位于小腿前外侧，当犊鼻下3寸，距胫骨前缘1横指（中指）处。	消化不良、呕吐、腹胀、肠鸣、腹泻、腹痛、体质虚弱、下肢痹痛等。

穴位	定位	主治病症
上巨虚	位于小腿前外侧，当犊鼻下6寸，距胫骨前缘一横指（中指）处。	腹泻、便秘、肠痈、阑尾炎、胃肠炎等。
条口	位于小腿前外侧，当犊鼻下8寸，距胫骨前缘一横指（中指）处。	下肢痿痹冷痛、脘腹疼痛、转筋、跗肿、肩臂不得举等。
下巨虚	位于小腿前外侧，当犊鼻下9寸，距胫骨前缘一横指（中指）处。	腹胀、小腹痛、泄泻、胃肠炎、呕吐等。
丰隆	位于小腿前外侧，当外踝尖上8寸，条口外，距胫骨前缘二横指（中指）处。	咳嗽、痰多、胸闷、肥胖、食积、腹胀、腹泻等。
解溪	位于足背与小腿交界处的横纹中央凹陷中，当拇长伸肌腱与趾长伸肌腱之间。	头痛、癫痫、精神病、胃炎、肠炎等。
冲阳	位于足背最高处，当拇长伸肌腱和趾长伸肌腱之间，足背动脉搏动处。	口眼㖞斜、癫痫、胃病、面肿、牙痛等。
陷谷	位于足背，当第2、第3跖骨结合部前方凹陷处。	面目浮肿、目赤肿痛、腹痛胀满、肠鸣、泄泻等。
内庭	位于足背，当第2、第3趾间，趾蹼缘后方赤白肉际处。	齿痛、口㖞、喉痹、胃热上冲、腹痛、腹胀、小便出血、耳鸣等。
厉兑	位于足第2趾末节外侧，距趾甲角0.1寸（指寸）处。	面肿、齿痛、口㖞、咽喉肿痛、癫痫、腹胀、腹痛、热病、多梦等。

承泣

——缓解眼部不适

承泣能治疗阳明热毒上传头面导致的眼部不适。此穴亦为阳晓脉、任脉、足阳明胃经之会，治疗眼部运动失调病症的疗效好。

主治病症

目赤肿痛、夜盲、色盲、近视、远视、口眼㖞斜、结膜炎、斜视、视神经萎缩等眼疾。

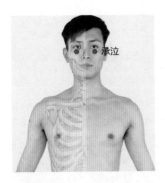

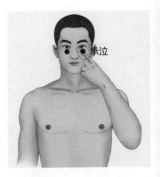

穴位定位：位于面部，瞳孔直下，当眼球与眶下缘之间的凹陷处。

简便取穴：正坐或仰靠、仰卧的姿势，暴露眼部，在下眼眶中间之上的眼窝凹陷处取穴。

四白

——护眼有担当

眼保健操中有一个步骤为按揉四白穴，就是指按揉该穴，它能提高眼睛功能，可治目疾。眼部疲劳或空闲时，按揉此穴，能有效地保护眼睛。

主治病症

近视、青光眼、角膜炎、目赤、视物模糊、眼皮跳动、眩晕、面神经麻痹、面肌痉挛等。

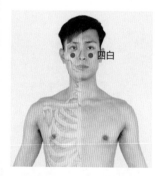

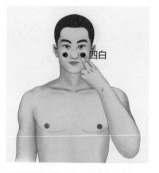

穴位定位：位于面部，瞳孔直下，当眶下孔凹陷处。

简便取穴：正坐或仰靠、仰卧姿势，暴露眼部，双眼平视时，在瞳孔正中央下约2厘米处。或目正视，瞳孔直下，当眶下孔凹陷处。

巨髎

——清风热、能瘦脸

巨髎位于脸部鼻唇沟旁，按揉此穴，能清热消炎、祛风散邪、明目止痛，可治疗眼、鼻、口、牙等疾患，也是瘦脸消肿的常用穴之一。

主治病症

面瘫、近视、远视、目赤肿痛、鼻塞、牙痛、三叉神经痛、面部肿胀等。

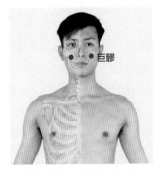

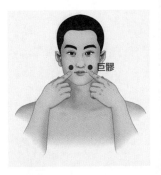

穴位定位：位于面部，瞳孔直下，平鼻翼下缘处，当鼻唇沟外侧。

简便取穴：正坐或仰靠、仰卧姿势，暴露面部，双眼平视时，在瞳孔直下与鼻翼下缘水平线的交点处。

地仓

—可治面神经失调

地仓是足阳明胃经与阳跷脉的交会穴，深处分布有面部神经血管，刺激此穴，能缓解局部神经血管功能失调及局部疼痛、炎症等不适。

主治病症

口角㖞斜、流涎、牙齿肿痛、面神经麻痹、三叉神经痛、脸部肌肉抽搐等。

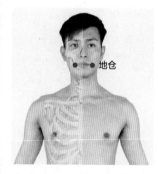

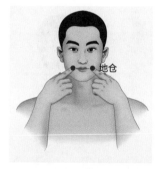

穴位定位：位于面部，口角外侧，上直对瞳孔。

简便取穴：正坐或仰靠、仰卧姿势，暴露脸部，双眼平视时，在瞳孔直下与口角水平线的交点处。

颊车

——清热通络止腮痛

颊车为十三鬼穴之一，可治癫痫等精神病症。穴下有神经血管、淋巴分布，可治神经血管功能失调疾病和局部炎症、疼痛等不适。

主治病症

牙痛、腮腺炎、面部肿胀、下颌关节炎、咀嚼肌痉挛、面神经麻痹、口眼㖞斜、癫痫等。

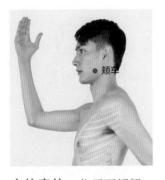

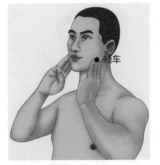

穴位定位： 位于面颊部，下颌角前上方，耳下约一横指（中指），当咀嚼时咬肌隆起，按之凹陷处。

简便取穴： 上下牙关紧咬，在腮帮子硬实肌肉的凹陷处。

下关

——可治牙痛耳病

下关穴下布有三叉神经下颌分支，可调节该神经支配的牙、舌、咬肌等病症。此穴位于耳前、眼下、下颌关节处，可治眼疾、耳病等。

主治病症

颞颌关节炎、口眼㖞斜、牙痛、面痛、三叉神经痛、耳聋、耳鸣、眩晕等。

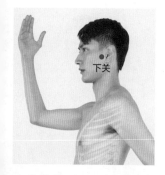

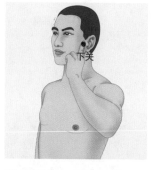

穴位定位：位于面部耳前方，当颧弓与下颌切迹所形成的凹陷中。

简便取穴：嘴巴闭合，从耳屏前往前方偏下一点寻摸，越过骨突起后的凹陷处即是此穴，嘴巴张开时此穴被骨突盖住。

头维

——清热祛风利头目

头维是足阳明胃经、足少阳胆经与阳维脉的交会穴，能清热祛风、清头明目、通络止痛，可治疗胆胃病症及局部头面不适。

主治病症

中风后遗症、高血压、前额神经痛、偏头痛、眼轮匝肌痉挛、胃胀呕逆、目赤肿痛等。

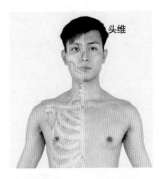

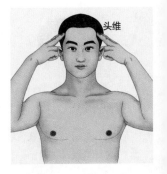

穴位定位：位于头侧部，当额角发际上0.5寸，头正中线旁开4.5寸。

简便取穴：正坐或仰靠、仰卧姿势，暴露头正面，在头侧部发际点向上一指宽，嘴动时肌肉也会动之处。

乳中

——疏通乳腺防瘀积

乳中即乳头所在处，一般不行针灸，多用于治疗乳疾、胸病。产后按摩产妇乳中、乳根，能有效促进乳汁分泌，预防乳汁瘀积、乳腺炎。

主治病症

胸闷、产后缺乳、乳汁瘀积、乳腺炎等。

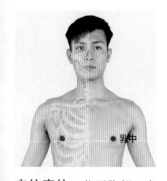

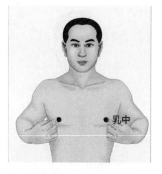

穴位定位：位于胸部，当第4肋间隙，乳头中央，距前正中线4寸处。

简便取穴：坐直或平躺，露出胸脯，乳头所在处即为此穴。

乳根

——行气通络治乳疾

乳根是治疗乳腺疾病的要穴，刺激该穴能够促进乳房血液循环，防治乳腺疾病；也能行气解郁，缓解胸闷胀痛等不适。此处忌用力敲击。

主治病症

胸闷、胸痛、肋间神经痛、乳腺炎、乳腺增生、产后缺乳等。

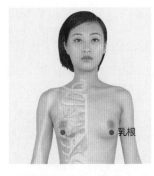

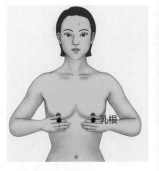

乳根

乳根

穴位定位：位于胸部，当乳头直下，乳房根部，第5肋间隙，距前正中线4寸。

简便取穴：坐直或平躺，露出胸脯，从乳头垂直往下推一根肋骨，其肋下间距处即为此穴。

梁门

——健胃消食、理气止痛

梁门位于胃的体表区域，主要用于治疗胃肠不适，能调中气、和肠胃、化积滞，是调节中焦水湿的要穴，能健胃消食、理气止痛。

主治病症

不思饮食、胃痛、肠鸣、呕吐、胃炎、胃或十二指肠溃疡、胃下垂、胃神经官能症等。

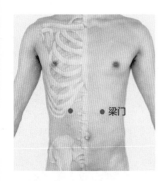

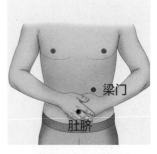

穴位定位：位于脐上4寸，前正中线2寸处。

简便取穴：露出腹部，在肚脐与胸部正中骨头下方连线的中点作一水平线，在前正中线与乳头中点作一垂线，相交处即为此穴。

天枢

——调理胃肠治腹疾

天枢位于肚脐旁，其内为胃肠所在区域，是大肠之募穴，主疏调肠腑、消食导滞，是治疗腹疾、胃肠不适的要穴，能双向调节胃肠蠕动。

主治病症

便秘、消化不良、腹泻、腹胀、腹痛、痢疾、胃肠炎、胃痛、月经不调等。

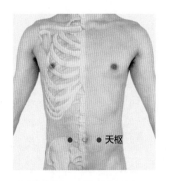

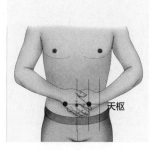

穴位定位：位于腹中部，距脐中2寸处。

简便取穴：露出腹部，在前正中线与乳头的中点作一垂线，肚脐水平往外，与之相交处即为此穴。

归来

——调经带、散寒瘀

归来位于下腹部，主要用于治疗泌尿生殖系统病变和腹部不适，能调经带、散寒瘀、通经络、止腹痛。

主治病症

疝气、腹痛、月经不调、白带异常、尿频等。

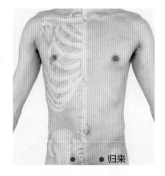

● 归来

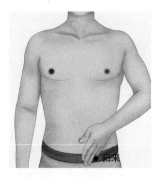

归来

穴位定位：位于下腹部，当脐中下4寸，距前正中线2寸处。

简便取穴：露出腹部，五指并拢，拇指指尖置于肚脐上，示指在肚脐直下，小指尖所在处即为此穴。

伏兔

——通络散寒利腰腿

伏兔位于大腿前隆起的股直肌处，刺激此穴，能祛风除湿、通经活络、散寒止痛，对下肢及膝关节痹痛有较好的疗效，也能治疗腰腹寒痛。

主治病症

膝关节炎、腰腿痛、下肢麻木、腰酸、腹痛、疝气等。

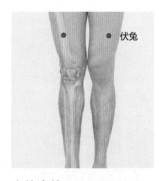

穴位定位：位于大腿前面，当髂前上棘与髌底外侧端的连线上，髌底上6寸处。

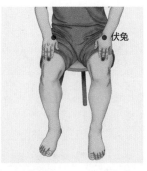

简便取穴：正坐屈膝成90°，以中指抵住膝髌上缘中点，手指并拢压在大腿上，当手腕掌第1横纹中点到达处即为此穴。

梁丘——调节脾胃不适

梁丘为足阳明胃经郄穴，能快速调节胃经气血失衡状态，为调理脾胃、治疗胃肠病痛的名穴。膝部疼痛，也可热敷或按摩此穴。

主治病症

胃痉挛、膝关节痛、腹胀、腹痛、腹泻、下肢肿胀疼痛等。

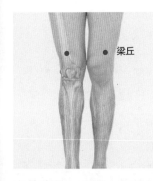

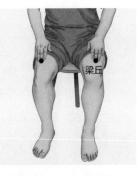

穴位定位：屈膝，位于大腿前面，当髂前上棘与髌底外侧端的连线上，髌底上2寸处。

简便取穴：伸展膝盖用力时，筋肉凸出处的凹洼。或从膝盖骨外侧端，约手中间3指宽（中指第1节横纹水平）的上方即为该穴。

犊鼻

——利关节、止痹痛

犊鼻，又名外膝眼，位于膝关节处，有通经活络、疏风散寒、消肿止痛的作用，主要用于治疗膝关节不适，也可治疗下肢麻木疼痛。

主治病症

膝痛、膝冷、下肢麻痹、屈伸不利等。

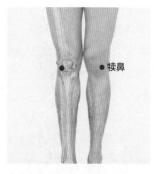

穴位定位：屈膝，位于膝部髌骨与髌韧带外侧的凹陷中。

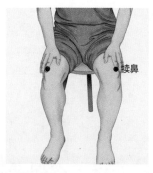

简便取穴：膝盖屈曲，在膝盖骨与小腿骨之间，外侧的凹陷处。

足三里

——健脾胃、强体质

足三里为胃经合穴，是强壮身心的要穴，刺激此穴能增强机体免疫力、调理脾胃、补中益气、通经活络、疏风化湿、扶正祛邪。

主治病症

胃痛、呕逆、腹胀、腹痛、消化不良、泄泻、便秘、体质虚弱、下肢痿痹、脚气等。

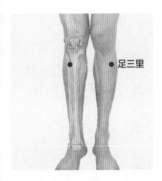

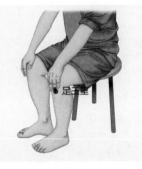

穴位定位：位于小腿前外侧，当犊鼻下3寸，距胫骨前缘1横指（中指）处。

简便取穴：同侧手掌心盖住同侧膝盖，中指压直在胫骨（正中腿骨）上，无名指落在胫骨的外侧边缘凹陷，其指尖位置即为此穴。

上巨虚

——调节胃肠不适

上巨虚为大肠之下合穴，"合治内腑"，故本穴适用于调肠和胃。腹胀、便秘，可按摩此穴和足三里穴，加强调理肠胃、行气导滞之效。

主治病症

下肢痿痹、膝痛等局部病症；泄泻、肠鸣、便秘、腹胀、胃肠炎等肠胃疾病。

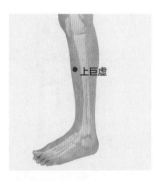

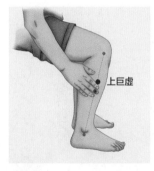

穴位定位：位于小腿前外侧，当犊鼻下6寸，距胫骨前缘1横指（中指）处。

简便取穴：屈膝，找到外膝眼，取之与外踝连线的上端3/8处，此高度上从胫骨前缘往外后比量拇指指节宽度，相交处即为此穴。

条口

—调胃肠、利关节

条口位于小腿中段外侧，可舒筋活络，缓解小腿病症，也可辅助治疗其他运动部位的不适，如肩部疼痛。此穴属胃经，可远治胃肠病症。

主治病症

小腿疼痛、下肢无力、膝关节炎、下肢瘫痪、肩周炎、胃肠炎、胃痛等。

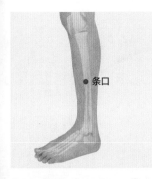

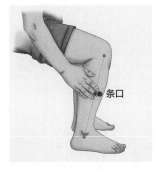

穴位定位：位于小腿前外侧，当犊鼻下8寸，距胫骨前缘1横指（中指）处。

简便取穴：外膝眼与外踝尖连线的中点，水平往前1横指处。

丰隆

——健脾胃、化痰湿

丰隆是胃经络穴，为治痰之要穴，有调和胃气、祛湿化痰、通经活络、补益气血、醒脑安神等功效，可治疗下肢病症、脾胃病症和痰湿病症。

主治病症

咳嗽痰多、胸闷、眩晕、肥胖、高血脂、水肿、腹胀、腹痛、消化不良等。

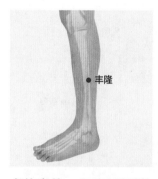

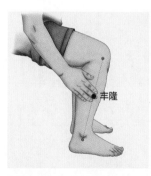

穴位定位：位于小腿前外侧，当外踝尖上8寸，条口外，距胫骨前缘2横指。

简便取穴：外膝眼与外踝尖连线的中点即为此穴。

解溪

——强筋骨、化湿浊

解溪穴为胃经之经穴，在踝关节前凹陷中，有舒筋活络、清胃化痰、镇惊安神的作用。本穴能治疗腿脚病症及痰湿、脾胃病症。

主治病症

下肢痿痹、足踝肿痛、头痛、癫痫、精神病、胃炎、肠炎等。

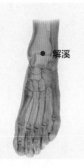

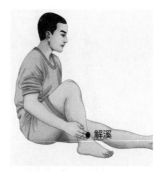

穴位定位：位于足背与小腿交界处的横纹中央凹陷中，当拇长伸肌腱与趾长伸肌腱之间。

简便取穴：显出足背与小腿交界处的横纹，横纹中央，按之凹陷处即是。

内庭

——清热泻火调肠胃

内庭是胃经的荥穴，可治热证，能清除胃肠蕴热上传头面及下迫肠腑，也能治疗足部疼痛等不适。

主治病症

口臭、胃热疼痛、咽炎、扁桃体炎、小便出血、耳鸣、趾跖关节痛等。

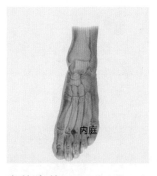

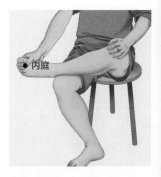

穴位定位：位于足背，当第2、第3趾间，趾蹼缘后方赤白肉际处。

简便取穴：露出脚背，在第2、第3足趾缝尽头肤色改变处。

第五章 足太阴脾经

足太阴脾经为十二经脉之一。本经起于足大趾内侧末端隐白穴，上行入腹胸，于胸部与手少阴心经相接，一侧21个穴位。本经腧穴主要治疗胃脘痛、嗳气、腹胀、腹痛、便溏、黄疸、身重无力、下肢内侧肿胀、厥冷、足大趾运动障碍等病症及经脉循行部位的其他病症。

足太阴脾经经穴

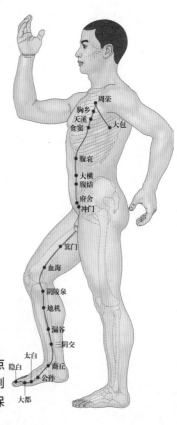

周荣
胸乡
天溪
食窦
大包
腹哀
大横
腹结
府舍
冲门
箕门
血海
阴陵泉
地机
漏谷
三阴交
太白
隐白
商丘
公孙
大都

脾经保养方法

脾经在上午9点至上午11点循行，在这个时段拍打刺激脾经就是对脾最好的保养。亦可艾灸、刮痧。

穴位	定位	主治病症
隐白	位于足大趾末节内侧，距趾甲角0.1寸（指寸）处。	呕吐、流涎、昏厥、下肢寒痹、癫病、崩漏等。
大都	位于足内侧缘，当足大趾本节（第1跖趾关节）前下方赤白肉际凹陷处。	泄泻、胃痛、癫病、腹胀、呕吐、便秘、热病等。
太白	位于足内侧缘，当足大趾本节（第1跖趾关节）后下方赤白肉际凹陷处。	腹胀、胃痛、泄泻、痢疾、便秘、肠鸣、痔疮等。
公孙	位于足内侧缘，当第1跖骨基底的前下方，赤白肉际处。	腹痛、胸闷、肠鸣、呕吐、水肿、胃痛、精神分裂症等。
商丘	位于足内踝前下方凹陷中，当舟骨结节与内踝尖连线的中点处。	便秘、肠鸣、泄泻、胃肠型感冒、黄疸、足踝痛等。
三阴交	位于小腿内侧，当足内踝尖上3寸，胫骨内侧缘后方。	月经不调、痛经、腹痛、泄泻、水肿、疝气等。
漏谷	位于小腿内侧，当内踝尖与阴陵泉的连线上，距内踝尖6寸，胫骨内侧缘后方。	腹胀、腹痛、小便不利、水肿、肠鸣、腹泻等。
地机	位于小腿内侧，当内踝尖与阴陵泉的连线上，阴陵泉下3寸处。	腹胀、纳呆、水肿、小便不利、痛经、食欲不振等。
阴陵泉	位于小腿内侧，胫骨内侧髁下方与胫骨内侧缘之间的凹陷处。	各种脾胃病、小便不利、失禁、膝肿、遗精、痛经、水肿等。
血海	屈膝，位于大腿内侧，髌底内侧端上2寸，当股四头肌内侧头的隆起处。	崩漏、痛经、湿疹、膝痛、月经不调等。
箕门	位于大腿内侧，当血海与冲门连线上，血海上6寸处。	腹股沟肿痛、淋证、遗尿、小便不利等。

穴位	定位	主治病症
冲门	位于腹股沟外侧，距耻骨联合上缘中点3.5寸，当髂外动脉搏动处的外侧。	腹痛、胎气上冲、疝气、痹痛、麻木、局部淋巴肿大等。
府舍	位于下腹部，当脐中下4寸，冲门上方0.7寸，距前正中线4寸处。	腹股沟痛、腹胀、腹痛、痛经、月经不调等。
腹结	位于下腹部，大横下1.3寸，距前正中线4寸处。	绕脐疼痛、腹胀、腹痛、泄泻、便秘等。
大横	位于腹中部，距脐中4寸处。	腹痛、脾胃虚寒、便秘、泄泻、胃肠炎等。
腹哀	位于上腹部，当脐中上3寸，距前正中线4寸处。	消化不良、腹胀、腹痛、便秘、食积等。
食窦	位于胸外侧部，当第5肋间隙，距前正中线6寸处。	胸胁胀痛、水肿、胸闷、嗳气、反胃、腹胀等。
天溪	位于胸外侧部，当第4肋间隙，距前正中线6寸处。	胸胁胀痛、咳嗽、乳腺炎、产后缺乳等。
胸乡	位于胸外侧部，当第3肋间隙，距前正中线6寸处。	胸胁胀痛、肋间神经痛、支气管炎等。
周荣	位于胸外侧部，当第2肋间隙，距前正中线6寸处。	咳嗽、胸胁胀痛、支气管炎、支气管扩张、肋间神经痛等。
大包	位于侧胸部腋中线上，当第6肋间隙处。	胸胁胀痛、全身乏力酸痛、食多身瘦、咳喘、胸闷等。

隐白
——健脾安神、统血止血

隐白是脾经井穴，是治疗月经过多、崩漏等出血证的要穴，也是十三鬼穴之一，可治疗精神疾病，有调血统血、扶脾温脾、清心宁神之功效。

主治病症

崩漏、便血、尿血等出血证；癫痫、多梦、惊风等神志疾患；腹满、暴泄等脾胃病症。

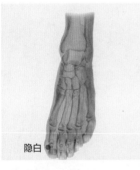

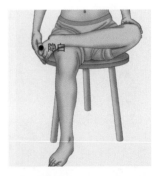

穴位定位：位于足大趾末节内侧，距趾甲角0.1寸（指寸）处。

简便取穴：露出大拇趾，大拇趾爪甲内侧与基底部各作一线，相交处为此穴。

大都

——清脾热、安肠腑

大都为脾经荥穴，可清脾理热、和胃止痛。老年人腿抽筋，若补钙无效，可试着按按此穴，一般几天后可见效。

主治病症

泄泻、腹胀、呕吐、便秘、胃脘胀痛、反酸、热病、癫痫等。

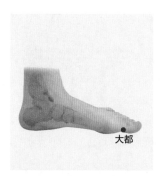

大都

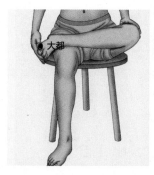

大都

穴位定位：位于足内侧缘，当足大趾本节（第1跖趾关节）前下方赤白肉际凹陷处。

简便取穴：露出足部，在足内侧前段，有一突出的骨节，其前方肤色改变、按之凹陷处即为此穴。

太白

——化脾湿、养脾胃

太白为脾经之腧穴，此穴能健脾除湿、滑利关节。脾易被湿邪困遏，影响其消化、吸收、输布功能，故此穴对养脾胃有很好的效果。

主治病症

腹胀、胃痛、完谷不化、肠鸣、腹泻、头身困重、厌食、消化不良等。

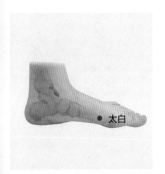

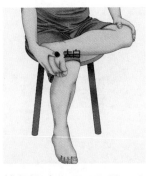

穴位定位：位于足内侧缘，当足大趾本节（第1跖趾关节）后下方赤白肉际凹陷处。

简便取穴：露出足部，在足内侧前段，有一突出的骨节，其后方肤色改变、按之凹陷处即为此穴。

公孙

——调胸腹、治气逆

公孙是脾经络穴，八脉交会通于冲脉。"公孙冲脉胃心胸"，取之有"理气止痛"的功效，能治脾胃病、胸腹不适、神志病、冲脉病。

主治病症

腹痛、胸闷、呕吐、水肿、胃痛、精神分裂症等。

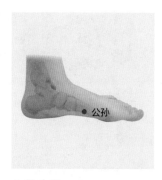

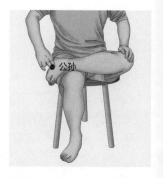

穴位定位：位于足内侧缘，当第1跖骨基底的前下方，赤白肉际处。

简便取穴：用手指循着足拇趾内侧缘，往脚后跟方向寻摸，当越过足前段骨节突起后，被另一突起阻住，指下凹陷处即为此穴。

商丘

——可治胃肠型感冒

商丘为脾经的经穴，"经主喘咳寒热"，可治脾胃病症合并肺系病症，如小儿咳而泄、不欲食。此穴有健脾化湿、通调肠胃的功效。

主治病症

便秘、肠鸣、泄泻、胃肠型感冒、黄疸、足踝痛等。

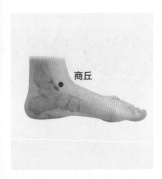

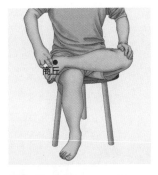

穴位定位：位于足内踝前下方凹陷中，当舟骨结节与内踝尖连线的中点处。

简便取穴：露出足背，在足内踝前下方可触及一骨节突起，取之与内踝尖的中点，按之凹陷即为此穴。

三阴交

——妇科病的特效穴

三阴交为足三阴经（肝、脾、肾）的交会穴，对肝、脾、肾三经有很好的调理功效，是妇科疾病的特效穴，可调补气血、疏经通络、延缓衰老。

主治病症

体质虚弱、腹胀、腹泻、消化不良、水肿、月经不调、痛经、失眠、更年期综合征等。

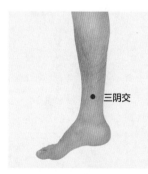

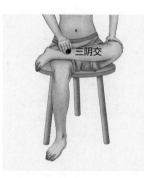

三阴交

穴位定位：位于小腿内侧，当足内踝尖上3寸，胫骨内侧缘后方。

简便取穴：在内踝尖上，用自己对侧手的4指幅宽丈量（中指第2节横纹），示指居于上方，示指往后寻摸至腿骨后缘凹陷处即为此穴。

漏谷

—— 健脾胃、化水湿

漏谷是脾经常用腧穴之一，能调胃肠病症、脾经湿热病症、局部下肢痹痛，有健脾、渗湿、利水、通络之效。

主治病症

腹胀、腹痛、小便不利、水肿、肠鸣、腹泻等。

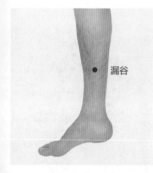

漏谷

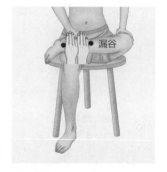

漏谷

穴位定位： 位于小腿内侧，当内踝尖与阴陵泉的连线上，距内踝尖6寸，胫骨内侧缘后方。

简便取穴： 在内踝尖上，交替用两手的4指幅宽丈量（中指第2节横纹），在此高度，内侧腿骨后缘凹陷处即为此穴。

地机

—健脾胃、化水湿、调经带

地机为脾经郄穴，能健脾渗湿、调经止带，对脾胃病症、妇科病症、水液代谢失调病症有一定功效。本穴出现压痛，可能有胰腺疾病。

主治病症

食欲不振、泄泻、水肿、小便不利、痛经、下肢痿痹等。

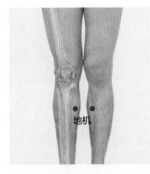

地机

穴位定位：位于小腿内侧，当内踝尖与阴陵泉的连线上，阴陵泉下3寸处。

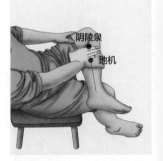

阴陵泉

地机

简便取穴：在小腿内侧骨突下与内踝尖连线上，当上方骨突下4横指处即为此穴。

阴陵泉

——祛寒湿、助消化、止痹痛

阴陵泉属脾经合穴，能清脾理热、宣泄水液，缓解脾胃问题和水液代谢障碍。此穴位于膝下，可疏通经络、行气血、止痹痛。

主治病症

腹胀、腹痛、腹泻、消化不良等各种脾胃病，以及小便不利、痛经、水肿、膝腿疼痛等。

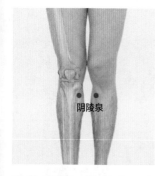

阴陵泉

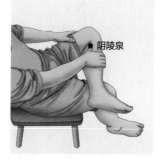

阴陵泉

穴位定位：位于小腿内侧，胫骨内侧髁下方与胫骨内侧缘之间的凹陷处。

简便取穴：露出膝腿，从小腿内侧上段，沿着骨前缘往上寻摸，至碰到骨节突起，往后按压凹陷处即为此穴。

血海

——治疗血分诸疾

血海是脾经常用穴，能引血归经，可治血热、血虚、血瘀、出血等血分诸疾。位于大腿内侧近膝处，能缓解膝腿不适，也可治疗本经脾胃病症。

主治病症

崩漏、痛经、月经不调、恶露不尽、湿疹、膝痛、腹胀、便血、腹痛等。

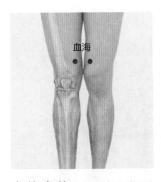

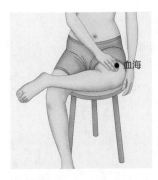

穴位定位：屈膝，位于大腿内侧，髌底内侧端上2寸，当股四头肌内侧头的隆起处。

简便取穴：屈膝，从膝盖骨上方内侧往上丈量3横指，伸腿绷直，内侧隆起的肌肉顶端即为此穴。

大横

——散寒湿、调肠胃

大横是脾经与阴维脉的交会穴，有除湿散寒、理气健脾、通调肠胃的作用，可治疗腹部不适、胃肠病症。

主治病症

腹痛、胃寒、食积、便秘、泄泻、肠蛔虫症等。

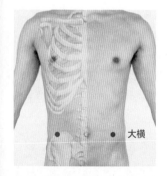

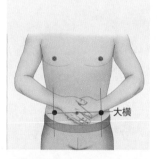

大横

大横

穴位定位：位于腹中部，距脐中4寸处。

简便取穴：露出腹部，肚脐作一水平线，乳头作一垂线，相交处即为此穴。

大包

——养脾肺、畅心胸

大包为脾之大络，统络阴阳诸经，能宣肺理气、宽胸益脾，可治疗呼吸系统疾病、脾胃虚弱等病症。

主治病症

胸胁胀痛、胸闷、肋间神经痛、全身酸痛乏力、支气管哮喘、食多身瘦等。

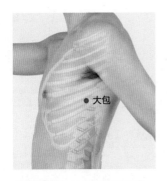

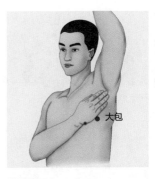

穴位定位：位于侧胸部，在腋下6寸、腋中线上，当第6肋间隙处。

简便取穴：举臂，对侧手4横指翻转，手下缘与腋中线的交点处即是此穴。或在垂直于腋窝约两拳的位置。

第六章 手少阴心经

手少阴心经为十二经脉之一。本经起于心中，斜出腋下，至小指桡侧末端，一侧有9个穴位。本经腧穴主要治疗心痛、心悸、口渴、咽干、胸胁痛、盗汗、失眠、目黄、手心热等病症，以及本经循行部位的其他病症。

手少阴心经经穴

极泉
青灵
少海
灵道
阴郄
通里
神门
少府

少冲

心经保养方法

心经在中午11点至下午1点循行，此时不宜做剧烈运动。如能小睡片刻就是对心经最好的保养。

穴位	定位	主治病症
极泉	上臂外展，位于腋窝正中，腋动脉搏动处。	心烦、心悸、胸闷、上肢冷痛、肩周炎、腋臭、缺乳等。
青灵	位于臂内侧，当极泉与少海的连线上，肘横纹上3寸，肱二头肌的内侧沟中。	目黄、上肢痹痛、胁痛、头痛、手臂肌肉酸痛等。
少海	屈肘，当肘横纹内侧端与肱骨内上髁连线的中点处。	前臂麻木、肘臂伸屈不利、心痛、健忘等。
灵道	位于前臂掌侧，当尺侧腕屈肌腱的桡侧缘，腕横纹上1.5寸处。	前臂冷痛、心痛、癔病、尺神经麻痹、腕关节病等。
通里	位于前臂掌侧，当尺侧腕屈肌腱的桡侧缘，腕横纹上1寸处。	心痛、心悸怔忡、暴喑、舌强不语、肘及前臂疼痛、头痛等。
阴郄	位于前臂掌侧，当尺侧腕屈肌腱的桡侧缘，腕横纹上0.5寸处。	惊悸、心痛、神经衰弱、骨蒸盗汗、吐血、衄血等。
神门	位于腕部，腕掌侧横纹尺侧端，尺侧腕屈肌腱的桡侧凹陷处。	失眠、健忘、神经衰弱、癔病、心悸、晕车、高血压、掌心热、便秘、食欲不振等。
少府	位于手掌面，第4、第5掌骨之间，握拳时当小指尖处。	失眠、健忘、心悸、癔病、小便不利、手掌麻木、痈疡等。
少冲	位于手小指末节桡侧，距指甲角0.1寸（指寸）处。	热病、昏厥、心痛、心悸、胸胁痛、手臂挛痛等。

极泉

——宽心胸、利关节

极泉为腋动脉搏动处，一般不灸，按摩不宜过重。此穴有宽胸理气、通经活络的功效，多用于治疗心胸不适、乳房病症、肩臂疼痛等。

主治病症

心烦、心悸、胸闷、胸痛、上肢冷痛、肩周炎、腋臭、乳汁分泌不足等。

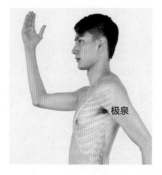

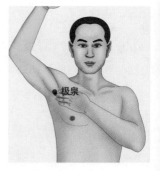

穴位定位：上臂外展，位于腋窝正中，腋动脉搏动处。

简便取穴：手臂外抬，在腋窝顶点处，指下能感觉到脉搏跳动。

少海

——调心神、止痹痛

少海为心经之合穴，可治多经之病，有理气通络、益心安神、降浊升清的功效，可治心与神志病、上肢病症，还可以治疗头项不适。

主治病症

前臂麻木、网球肘、手臂酸痛、头项痛、瘰疬、腋胁痛、心痛、健忘、癔症等。

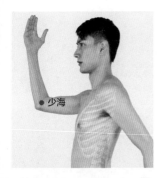

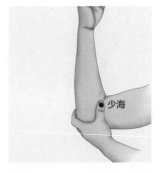

穴位定位：屈肘，当肘横纹内侧端与肱骨内上髁连线的中点处。

简便取穴：屈肘，在肘横纹内侧纹头旁的凹陷处。

神门

——养心安神畅胸腹

神门为心经之腧穴，能补益心气、安定心神、调节自律神经，可治疗心与神志病症，还能缓解胸腹不适、肩臂手等上肢病症。

主治病症

失眠、健忘、神经衰弱、癔症、心悸、晕车、高血压、掌心热、便秘、食欲不振等。

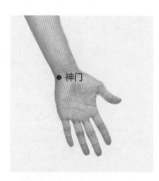

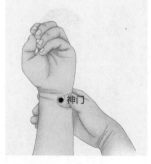

穴位定位：位于腕部，腕掌侧横纹尺侧端，尺侧腕屈肌腱的桡侧凹陷处。

简便取穴：手心向上，在手腕前两条横纹之间，从内侧往外侧波动，经过一条绳索样的肌腱，指下所按凹陷处即为此穴。

少府

——清心火、泻身热

少府为心经之荥穴，能发散心火、身热，有清心泻热、理气活络的功效，可治疗心与神志病症、热证、心胸不适、手臂病症。

主治病症

失眠、健忘、心悸、癔病、小便不利、尿赤、手掌麻木、痛痒等病症。

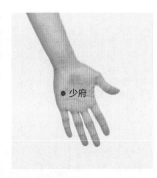

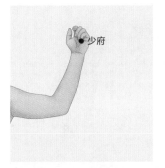

穴位定位：位于手掌面，第4、第5掌骨之间，握拳时当小指尖处。

简便取穴：手握拳，小指尖端下即为此穴。

少冲

——清心热、醒神开窍

少冲为心经之井穴，可用于治疗神志昏迷、高热等急热病症，也能调节心与神志病症、手臂疼痛麻木等局部不适。

主治病症

热病、昏厥、心痛、心悸、胸胁痛、手臂挛痛等。

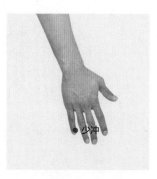

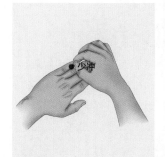

穴位定位：位于手小指末节桡侧，距指甲角0.1寸（指寸）处。

简便取穴：手心朝下，手掌平摊，露出小指背侧，小指爪甲内侧缘和基底部各作一线，相交处取穴。

第七章 手太阳小肠经

手太阳小肠经为十二经脉之一。本经起于手小指尺侧端少泽穴，上行绕肩后至面颊，下络于心、小肠，一侧有19个穴位。本经腧穴主要治疗耳鸣、目黄、颊肿、咽喉肿痛、颈项转侧不利、肩臂疼痛无力、少腹胀痛、尿频、泄泻或便秘等病症及经脉循行部位的其他病症。

手太阳小肠经经穴

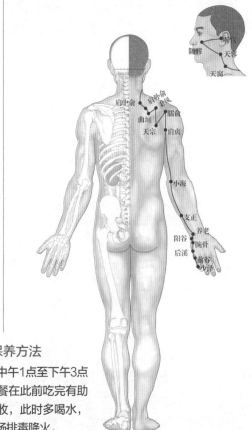

肩中俞　肩外俞
　　　　　秉风
曲垣　　臑俞
天宗　　肩贞

　明宫
颧髎　天容
　　　天窗

小海

支正
　　养老
阳谷　腕骨
后溪　前谷
　　　少泽

小肠经保养方法

小肠经在中午1点至下午3点
循行，午餐在此前吃完有助
于营养吸收，此时多喝水，
有利于小肠排毒降火。

穴位	定位	主治病症
少泽	位于手小指末节尺侧，距指甲角0.1寸（指寸）处。	中风、昏迷、热病、咽喉肿痛、头痛、目翳、乳痈、乳汁少等。
前谷	位于手尺侧，微握拳，当小指本节（第5掌指关节）前的掌指横纹头赤白肉际。	癫病、鼻塞、颈项强痛、头痛、目痛、耳鸣、乳汁少等。
后溪	位于手掌尺侧，微握拳，当小指本节（第5掌指关节）后的远侧掌横纹头赤白肉际处。	颈项强痛、腰背痛、头痛、上肢痹痛、目赤、癫痫等。
腕骨	位于手尺侧，当第5掌骨基底与钩骨之间的赤白肉际凹陷处。	手腕痛、颈项强痛、耳鸣、目翳、黄疸、热病、疟疾等。
阳谷	位于手腕尺侧，当尺骨茎突与三角骨之间的凹陷处。	手腕痛、牙痛、肩痛、头痛、目眩、耳鸣、耳聋等。
养老	位于前臂背面尺侧，当尺骨小头近端桡侧凹陷中。	急性腰扭伤、半身不遂、视物模糊、肩臂疼痛等。
支正	位于前臂背面尺侧，当阳谷与小海的连线上，腕背横纹上5寸处。	肘臂疼痛、头痛、颈项痛、热病、癫病等。
小海	位于肘外侧，当尺骨鹰嘴与肱骨内上髁之间凹陷处。	前臂疼痛、颊肿、网球肘、颈项痛、癫痫、舞蹈病等。
肩贞	位于肩关节后下方，臂内收时，腋后纹头上1寸（指寸）处。	肩胛疼痛、手臂痛麻不举、缺盆中痛、耳鸣、牙痛、头痛等。
臑俞	位于肩部，当腋后纹头直上，肩胛冈下缘凹陷中。	肩周炎、肩臂疼痛、肩不举、后背疼痛、瘰疬等。

穴位	定位	主治病症
天宗	位于肩胛部，当冈下窝中央凹陷处，与第4胸椎相平。	肩臂疼痛、项背僵硬、肩周炎、咳喘、慢性支气管炎等。
秉风	位于肩胛部，冈上窝中央，天宗直上，举臂有凹陷处。	肩臂疼痛、咳喘、肩胛痛、上肢酸麻等。
曲垣	位于肩胛部，冈上窝内侧端，当臑俞与第2胸椎棘突连线的中点处。	肩臂疼痛、肩胛痛、冈上肌腱炎、肩关节周围炎等。
肩外俞	位于背部，当第1胸椎棘突下，旁开3寸处。	肩臂疼痛、颈项强痛、前臂冷痛、颈椎病等。
肩中俞	位于背部，当第7颈椎棘突下，旁开2寸处。	颈项强痛、支气管炎、哮喘、支气管扩张、吐血等。
天窗	位于颈外侧部，胸锁乳突肌的后缘，扶突后，与喉结相平。	耳鸣、耳聋、咽喉肿痛、暴喑、颈项强痛等。
天容	位于颈外侧部，当下颌角的后方，胸锁乳突肌的前缘凹陷中。	耳鸣、耳聋、咽喉肿痛、头痛、颈项强痛等。
颧髎	位于面部，当目外眦直下，颧骨下缘凹陷处。	面肌痉挛、面肿、口眼㖞斜、三叉神经痛、面神经麻痹、牙痛、鼻炎。
听宫	位于面部，耳屏前，下颌骨髁突的后方，张口时呈凹陷处。	耳鸣、耳聋、中耳炎、牙痛、头痛、下颌关节功能紊乱等。

少泽

——清热醒神、催乳

少泽为小肠经之井穴，治疗急热病症效果好，能清热通络、醒神开窍。适当刺激少泽，可使垂体后叶催产素分泌增加，改善缺乳。

主治病症

中风、昏迷、热病、咽喉肿痛等急热病症、头面五官病症；乳痈、乳汁少等乳疾。

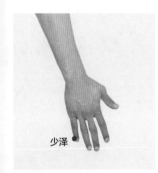

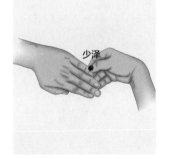

穴位定位：位于手小指末节尺侧，距指甲角0.1寸（指寸）处。

简便取穴：手心朝下，手掌平摊，露出小指背侧，小指爪甲外侧缘和基底部各作一线，相交处取穴。

前谷

清热泻火、通经络

前谷为小肠经之荥穴，可治癫痫等心与神志病症，咽喉炎、腮腺炎、乳腺炎等热病，肩臂痛、手指麻木疼痛等循行部位的病症。

主治病症

癫痫、热病、颈项强痛、头痛、目痛、鼻塞、耳鸣、咽喉肿痛、乳汁少等。

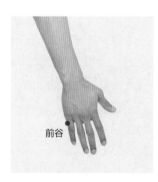

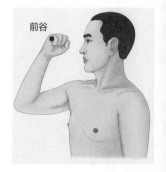

穴位定位：位于手尺侧，微握拳，当小指本节（第5掌指关节）前的掌指横纹头赤白肉际处。

简便取穴：手心朝上，微握拳，手内侧微抬起，在小指根部横纹的内侧尽头、肤色改变处即为此穴。

后溪

——通督脉、泻心火、治痹痛

后溪为小肠经之输穴，亦是督脉、小肠经的交会穴，能通督脉、泻心火、壮阳气、调颈椎、正脊柱、利眼目，对防治颈肩腰腿痛有奇效。

主治病症

颈项强痛、腰背痛、手指及肘臂挛痛等痹症，头痛、耳聋、目赤、癫痫、疟疾等病症。

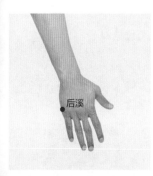

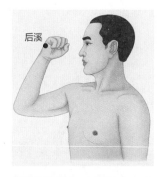

穴位定位： 位于手掌尺侧，微握拳，当小指本节（第5掌骨关节）后的远侧掌横纹头赤白肉际处。

简便取穴： 手心朝上，微握拳，手内侧微抬起，在小指下的第1条掌横纹内侧尽头、肤色改变处即为此穴。

养老——调治老年病

养老，顾名思义，此穴可以治疗目眩头晕耳聋、全身酸痛、手脚不灵便等老年性疾病。此穴为小肠经之郄穴，能改善小肠分清泌浊的功能。

主治病症

急性腰扭伤、半身不遂、视物模糊、白内障、听力下降、肩臂痛、腹泻等。

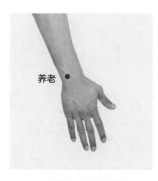

穴位定位：位于前臂背面尺侧，当尺骨小头近端桡侧凹陷中。

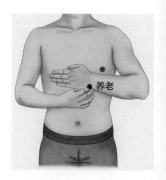

简便取穴：掌心向下，示指按在手腕背部外侧的骨突上；旋转手腕，掌心朝向胸部，示指会自动滑落到骨突旁的小窝里，即为此穴。

小海

——通经络、利关节

小海为小肠经之合穴，小肠经气血在此汇合。刺激此穴，可调节肘臂疼痛麻木等小肠经气滞血瘀症状，治疗癫痫等表里经心与神志病症。

主治病症

前臂疼痛、颊肿、网球肘、颈项强痛、癫痫、精神分裂症、舞蹈病等。

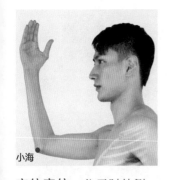

小海

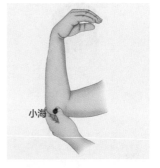

小海

穴位定位：位于肘外侧，当尺骨鹰嘴与肱骨内上髁之间凹陷处。

简便取穴：掌心朝上，肘微屈，往下越过肘关节内侧骨突，按之凹陷处即为此穴。

肩贞

——清头聪耳疗肩疾

肩贞为治疗肩臂疼痛常用穴位之一，还可用于耳鸣、项痛等小肠经脉所过处的疾患，有清头聪耳、通经活络之功。

主治病症

肩胛疼痛、手臂不举、上肢麻木、耳鸣、牙痛、头痛、肩关节周围炎等。

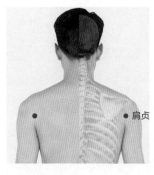

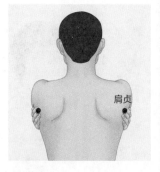

穴位定位：位于肩关节后下方，臂内收时，腋后纹头上1寸（指寸）。

简便取穴：双手交叉抱胸，中指指尖所在即是。或手臂贴胸，在手臂和后背相交点的腋窝后纹头上1横指处（拇指指节横宽）。

臑俞

——用于肩周不适

臑俞位于肩后，为手足太阳、阳维脉与阳跷脉的交会穴，主要用于治疗肩及其周围的病变，能舒筋活络、消肿止痛。

主治病症

肩周炎、肩部疼痛、肩不举、臂痛、后背疼痛等。

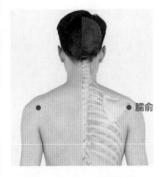

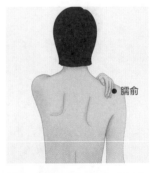

穴位定位：位于肩部，当腋后纹头直上，肩胛冈下缘凹陷中。

简便取穴：手搭对侧肩部，尾指置于肩峰，指下凹陷处即是此穴。或从腋后纹头直上寻摸至碰到骨头，指下凹陷处即为此穴。

天宗

——通络止痛、利肩背

天宗穴位于肩胛区，可治疗肩背不适。刺激此穴，会产生强烈的酸胀感，可以放松颈肩部的肌肉，使疼痛感明显减轻，使肩颈部活动自如。

主治病症

肩背疼痛、项背僵硬、肩胛痛、肩周炎、肩颈综合征、咳喘、慢性支气管炎等。

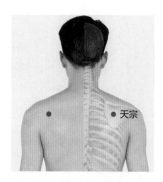

穴位定位：位于肩胛部，当冈下窝中央凹陷处，与第4胸椎相平。

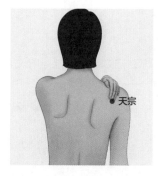

简便取穴：左手搭上右肩，左手掌贴在右肩膀中间，中指指尖所在位置即为此穴。

肩外俞

——通经络、止痹痛

肩外俞为治疗肩、颈、背疼痛的常用穴位之一，能舒筋活络、祛风止痛，对头面、手臂等小肠经其余部位的痹痛也有一定效果。

主治病症

肩背疼痛、颈项强痛、前臂冷痛、颈椎病等。

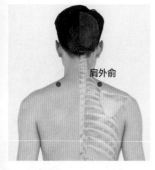

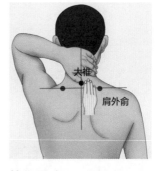

穴位定位：位于背部，当第1胸椎棘突下，旁开3寸处。

简便取穴：手摸颈背相接处，低头时有一骨头突起，再往下摸一个骨节突起，其下凹陷处作水平线，与之旁开4横指处即为此穴。

肩中俞

——通经络、疗肺疾

肩中俞位于胸背部，能祛风解表、疏通经络，可缓解胸部肺、气管病变引起的不适，对局部颈项、肩背疼痛也有很好的效果。

主治病症

颈项强痛、支气管炎、哮喘、支气管扩张、吐血等。

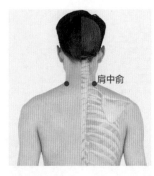

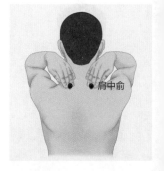

穴位定位：位于背部，当第7颈椎棘突下，旁开2寸处。

简便取穴：双手5指并拢，手心向颜面，沿脖颈伸向背部，当拇指触及肩部时，小指位于颈部大筋上，则中指指腹所在之处即为此穴。

颧髎

——缓解面部疼痛麻木

颧髎位于面部，其下有三叉神经的分支经过，多用于治疗三叉神经痛，也可用于治疗颜面、眼睛、牙齿等邻近部位的疼痛麻木等不适。

主治病症

面部肌肉痉挛、面肿、口眼㖞斜、三叉神经痛、面神经麻痹、牙痛等局部病症。

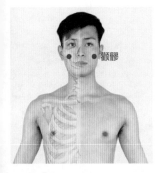

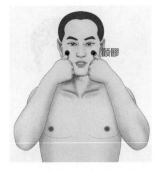

穴位定位：位于面部，当目外眦直下，颧骨下缘凹陷处。

简便取穴：露出脸部，在外眼角作一垂直线，沿线从眼部往下寻摸，越过颧骨，指下凹陷处即为此穴。

听宫

——治疗耳部不适

听宫是手少阳三焦经、足少阳胆经和手太阳小肠经三经之会，位于耳前，多用于治疗耳疾及局部下颌关节、头面部病症。

主治病症

耳聋、耳鸣、中耳炎、牙痛、头痛、下颌关节功能紊乱等。

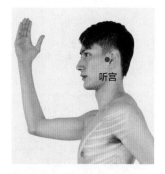

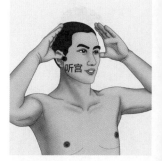

穴位定位：位于面部，耳屏前，下颌骨髁突的后方，张口时呈凹陷处。

简便取穴：微张口，露出耳朵，找到耳屏，往前按，指下凹陷处即为此穴。

第八章 足太阳膀胱经

足太阳膀胱经为十二经脉之一。本经起于目内眦（睛明穴），绕头至人体背侧，下行止于小趾外侧端（至阴穴），一侧有67个穴位。本经腧穴主要治疗泌尿生殖系统、呼吸系统、循环系统、消化系统的病症及本经脉循行部位的病症。

足太阳膀胱经经穴

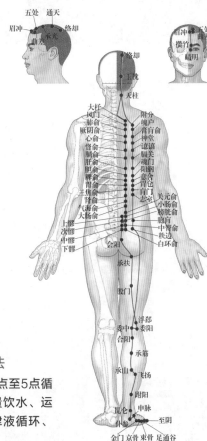

膀胱经保养方法

膀胱经在下午3点至5点循行，此时宜适量饮水、运动，以助体内津液循环、水湿代谢。

穴位	定位	主治病症
睛明	位于面部，目内眦角稍上方凹陷处。	目赤肿痛、视物模糊等眼疾；急性腰扭伤、心动过速等。
攒竹	位于面部，当眉头凹陷中，眶上切迹处。	头痛、眼花、眼睛红肿疼痛、眉棱骨痛、面神经麻痹等。
眉冲	位于头部，当攒竹直上入发际0.5寸，神庭与曲差连线之间。	头痛、眩晕、目赤、鼻塞、癫病、鼻窦炎等。
曲差	位于头部，当前发际正中直上0.5寸，旁开1.5寸，即神庭与头维连线内1/3与中1/3交点上。	头晕、眩晕、鼻塞、咳喘、面神经麻痹、近视等。
五处	位于头部，当前发际正中直上1寸，旁开1.5寸处。	头痛、小儿惊风、癫痫、三叉神经痛、结膜炎等。
承光	位于头部，当前发际正中直上2.5寸，旁开1.5寸处。	头痛、目眩、鼻塞、视物不清、热病、近视、鼻窦炎等。
通天	位于头部，当前发际正中线上4寸，旁开1.5寸处。	头痛、眩晕、头重、鼻疮、鼻塞、鼻渊等。
络却	位于头部，当前发际正中直上5.5寸，旁开1.5寸处。	头痛、鼻塞、眩晕、癫病、视物模糊、耳鸣等。
玉枕	位于后头部，当后发际正中上2.5寸，旁开1.3寸，平枕外隆凸上缘的凹陷处。	头项痛、近视、鼻塞、目痛、落枕等。
天柱	位于项部，大筋（斜方肌）外缘之后发际凹陷中，约当后发际正中旁开1.3寸处。	后头痛、肩背痛、落枕、鼻塞、癫病、热病等。
大杼	位于背部，当第1胸椎棘突下，旁开1.5寸处。	鼻塞、支气管炎、肩背疼痛、颈椎病、风湿性关节炎等。

穴位	定位	主治病症
风门	位于背部，当第2胸椎棘突下，旁开1.5寸处。	咳嗽、头痛、鼻塞、伤风、发热、项强、背痛等。
肺俞	位于背部，当第3胸椎棘突下，旁开1.5寸处。	肩背疼痛、胸闷、咳嗽、气喘、哮喘等。
厥阴俞	位于背部，当第4胸椎棘突下，旁开1.5寸处。	胸闷、心悸、咳嗽、呕吐、失眠、心绞痛、肋间神经痛等。
心俞	位于背部，当第5胸椎棘突下，旁开1.5寸处。	心痛、心悸、失眠、健忘、心烦、癫痫、咳嗽、吐血等。
督俞	位于背部，当第6胸椎棘突下，旁开1.5寸处。	心痛、咳嗽、咳血、头痛、脾胃病等。
膈俞	位于背部，当第7胸椎棘突下，旁开1.5寸处。	出血、贫血、呕吐、咳喘、皮肤瘙痒、胸满、胁痛等。
肝俞	位于背部，当第9胸椎棘突下，旁开1.5寸处。	黄疸、胁痛、消化不良、口苦、乳腺增生、月经不调等。
胆俞	位于背部，当第10胸椎棘突下，旁开1.5寸处。	呕吐、胁痛、惊悸、骨蒸潮热、肝火目赤、胆囊炎等。
脾俞	位于背部，当第11胸椎棘突下，旁开1.5寸处。	腹胀、腹痛、呕吐、泄泻、胃寒证等。
胃俞	位于背部，当第12胸椎棘突下，旁开1.5寸处。	胃炎、消化不良、胃寒证、胃脘痛等。
三焦俞	位于腰部，当第1腰椎棘突下，旁开1.5寸处。	腹胀、肠鸣、小便不利、水肿、腰背强痛等。

穴位	定位	主治病症
肾俞	位于腰部，当第2腰椎棘突下，旁开1.5寸处。	小便不利、水肿、月经不调、阳痿、遗精、腰膝酸软等。
气海俞	位于腰部，当第3腰椎棘突下，旁开1.5寸处。	阳痿、遗精、痛经、腰痛、月经不调、痔疮、水肿等。
大肠俞	位于腰部，当第4腰椎棘突下，旁开1.5寸处。	腰背酸冷、腹痛、肠鸣、便秘、泄泻等。
关元俞	位于腰部，当第5腰椎棘突下，旁开1.5寸处。	便秘、泄泻、腰腿痛、尿频、遗尿、前列腺炎、痛经等。
小肠俞	位于骶部，当骶正中嵴旁1.5寸，平第1骶后孔。	腹痛、腹泻、腹胀、便秘、遗尿、遗精等。
膀胱俞	位于骶部，当骶正中嵴旁1.5寸，平第2骶后孔。	泄泻、便秘、遗尿、小便不利、尿储留等。
中膂俞	位于骶部，当骶正中嵴旁1.5寸，平第3骶后孔。	腰脊强痛、腹痛、坐骨神经痛、痛经、腹泻等。
白环俞	位于骶部，当骶正中嵴旁1.5寸，平第4骶后孔。	腰腿痛、遗尿、遗精、痔疮、腹泻、便秘等。
八髎	位于腰骶孔处，实为上髎、次髎、中髎、下髎，左右共8个穴位，分别在第1、第2、第3、第4骶后孔处。	月经不调、痛经、带下异常、阳痿、腰酸背痛等。
会阳	位于骶部，尾骨端旁开0.5寸处。	阳痿、小便不利、痛经、水肿、带下异常等。
承扶	位于大腿后面，臀下横纹的中点处。	下肢疼痛、腰痛、便秘、坐骨神经痛等。

穴位	定位	主治病症
殷门	位于大腿后面,当承扶与委中的连线上,承扶下6寸处。	下肢后侧疼痛、腰腿痛、腿部肌肉酸痛等。
浮郄	位于腘横纹外侧端,委阳上1寸,股二头肌腱的内侧。	膝关节疼痛、便秘、膀胱炎、下肢疼痛麻木等。
委中	位于腘横纹中点,当股二头肌腱与半腱肌肌腱的中间。	头痛、恶风寒、小便不利、腰背痛、遗尿、膝关节炎等。
委阳	位于腘横纹外侧端,当股二头肌腱的内侧。	腹胀、腹痛、膝关节疼痛、癃闭、遗尿等。
附分	位于背部,当第2胸椎棘突下,旁开3寸处。	颈项肩背疼痛、肘臂麻木、咳嗽、胸痛等。
魄户	位于背部,当第3胸椎棘突下,旁开3寸处。	气短、咳嗽、气喘、胸闷、胸痛、感冒等。
膏肓	位于背部,当第4胸椎棘突下,旁开3寸处。	咳嗽、气喘、肺结核、四肢疲倦、久病体弱、胸背痛、胸闷等。
神堂	位于背部,当第5胸椎棘突下,旁开3寸处。	咳嗽、失眠、气短、胸闷、心悸、背痛等。
谚语	位于背部,当第6胸椎棘突下,旁开3寸处。	气喘、咳嗽、目眩、目痛、热病、腰背痛等。
膈关	位于背部,当第7胸椎棘突下,旁开3寸处。	嗳气、呃逆、胸胁胀满、背痛、暑湿感冒等。
魂门	位于背部,当第9胸椎棘突下,旁开3寸处。	呕吐、肠鸣、泄泻、胸胁胀痛、黄疸、消渴等。

穴位	定位	主治病症
阳纲	位于背部，当第10胸椎棘突下，旁开3寸处。	肠鸣、腹胀、腹痛、消化不良、腰背痛等。
意舍	位于背部，当第11胸椎棘突下，旁开3寸处。	肠鸣、腹胀、泄泻、胸胁胀痛、腰背痛等。
胃仓	位于背部，当第12胸椎棘突下，旁开3寸处。	消化不良、胃痛、呕吐、腹胀、腹泻、背痛等。
肓门	位于腰部，当第1腰椎棘突下，旁开3寸处。	乳腺病、上腹痛、胃炎、胃痉挛、习惯性便秘等。
志室	位于腰部，当第2腰椎棘突下，旁开3寸处。	阳痿、遗精、腹痛、小便不利、水肿等。
胞肓	位于臀部，平第2骶后孔，骶正中嵴旁开3寸处。	腹胀、肠鸣、便秘、小便不利、腰痛等。
秩边	位于臀部，平第4骶后孔，骶正中嵴旁开3寸处。	腰腿疼痛、下肢痿痹、痔疮、便秘等。
合阳	位于小腿后面，当委中与承山的连线上，委中下2寸处。	腹痛、便秘、小腿疼痛、疝气、月经不调、前列腺炎等。
承筋	位于小腿后面，当委中与承山的连线上，腓肠肌肌腹中央，委中下5寸处。	腰腿疼痛、下肢挛痛、抽筋、脱肛、痔疮、便秘等。
承山	位于小腿后面正中，委中与昆仑之间，当伸直小腿或足跟上提时腓肠肌肌腹下出现尖角凹陷处。	腹痛、便秘、小腿疼痛、疝气、腿抽筋等。

穴位	定位	主治病症
飞扬	位于小腿后面，当外踝后，昆仑穴直上7寸，承山外下方1寸处。	腰腿疼痛、下肢挛痛、头痛、痔瘘、风寒感冒等。
跗阳	位于小腿后区，外踝后，昆仑穴直上3寸处。	头痛、腰腿疼痛、下肢疼痛、脚踝疼痛等。
昆仑	位于足部外踝后方，当外踝尖与跟腱之间的凹陷处。	目眩、头痛、颈项强痛、腰痛、足跟痛等。
仆参	位于足部外侧，外踝后下方，昆仑直下，跟骨外侧赤白肉际处。	下肢痿软无力、足跟痛、脚踝痛、踝扭伤等。
申脉	位于足外侧部，外踝直下方凹陷中。	头痛、眩晕、目赤肿痛、失眠、下肢痿痹等。
金门	位于足背外侧，当外踝前缘直下，骰骨下缘凹陷处。	头痛、足跟痛、腰痛、下肢痿痹疼痛等。
京骨	位于足背外侧，第5跖骨粗隆下方，赤白肉际处。	头痛、目翳、足痛、项强、癫痫、腰腿痛、踝关节痛等。
束骨	位于足外侧，足小趾本节（第5跖趾关节）的后方下缘，赤白肉际处。	头痛、目眩、耳鸣、癫痫、项强、腰腿痛等。
足通谷	位于足外侧，足小趾本节（第5跖趾关节）的前方，赤白肉际处。	头痛、鼻出血、癫痫、颈肩痛、痔疮等。
至阴	位于足小趾末节外侧，距趾甲角0.1寸（指寸）处。	头痛、目痛、鼻塞、鼻出血、胎位不正、难产等。

睛明

——护眼清热降心率

睛明在内眼角上方，按摩此穴，能有效地缓解眼部、头面部不适，保护视力，还能清热通络，对腰痛、心动过速也有很好的效果。

主治病症

目赤肿痛、视物模糊、眼睛酸胀疼痛等眼部疾患；急性腰扭伤、心动过速等。

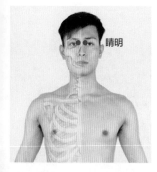

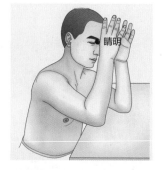

穴位定位：位于面部，目内眦角稍上方凹陷处。

简便取穴：露出眼部，从内眼角往上按压，指下凹陷处即为此穴。

攒竹

——按揉此穴可护眼

攒竹为足太阳膀胱经常用经穴之一，按摩此穴，能清头明目、疏通经络，改善头目血液循环，缓解头面部、眼部不适。

主治病症

头痛、眼花、视物模糊、眼睛红肿疼痛、眉棱骨痛、面神经麻痹、急性腰扭伤等。

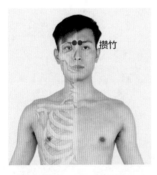

穴位定位：位于面部，当眉头凹陷中，眶上切迹处。

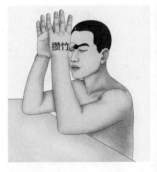

简便取穴：露出眉眼，在眉头按之凹陷处即为此穴。

天柱

——缓解头项不适

　　天柱位于颈部斜方肌起始部，且处于支撑头颅的颈椎骨的上端，是治疗颈部、脊椎、头部以及神经系统疾病的重要穴位之一。

主治病症

　　后头痛、肩背痛、落枕、鼻塞、癫痫、热病等。

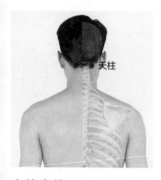

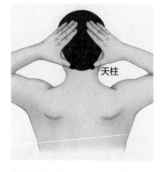

穴位定位：位于项部，大筋（斜方肌）外缘之后发际凹陷中，约当后发际正中旁开1.3寸处。

简便取穴：发下颈部两侧各有一块突起的肌肉（斜方肌），此肌肉外侧发际线凹陷处即为此穴，距离发际线正中旁开约2厘米。

大杼

——解表通络治骨病

大杼为足太阳、手太阳之会，亦是八会穴之骨会，可治疗全身骨性病症，也能疏通经络、祛风清热、解表散邪，治疗局部痹痛及肺部病症。

主治病症

鼻塞、支气管炎、支气管哮喘、肩背疼痛、颈椎病、增生性脊椎炎、风湿性关节炎等。

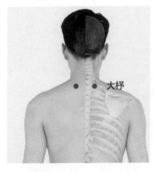

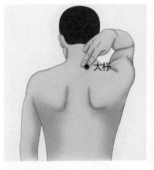

穴位定位：位于背部，当第1胸椎棘突下，旁开1.5寸处。

简便取穴：中指摸项背相接处，低头时有一骨头突起（第7颈椎），再往下摸一个骨节突起；示指与中指并拢，示指尖下即为此穴。

风门

——疏风热、通经络

风门亦称风门热府，为督脉、足太阳之会，能疏风解表、清热散邪、疏通经络，可治疗肺部病症、头颈肩背督脉病症、局部痹痛。

主治病症

咳嗽、头痛、鼻塞、伤风、发热、项强、背痛等。

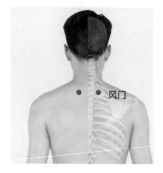

穴位定位：位于背部，当第2胸椎棘突下，旁开1.5寸处。

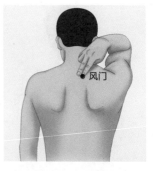

简便取穴：中指摸项背相接处，低头时有一骨头突起（第7颈椎），再往下摸两个骨节突起；示指与中指并拢，示指尖下即为此穴。

肺俞

——养肺气、治咳喘

肺俞为肺之背俞穴，适用于治疗肺系病症及与肺相关病症，是治疗肺部疾病的要穴，还可用于治疗颈肩背疼痛等局部病症。

主治病症

肩背疼痛、胸闷、咳嗽、气喘、哮喘等。

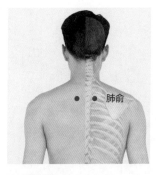

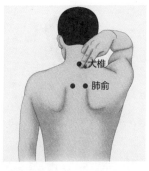

穴位定位：位于背部，当第3胸椎棘突下，旁开1.5寸处。

简便取穴：中指摸项背相接处，低头时有一骨头突起（第7颈椎），再往下摸3个骨节突起；示指与中指并拢，示指尖下即为此穴。

厥阴俞

——行气血、调气机

厥阴俞是心包之背俞穴，有宽胸理气、活血止痛之功效，可治疗心与神志病症、胸腹气机失调症状、肩背局部疼痛等。

主治病症

胸闷、心痛、心悸、咳嗽、呕吐、失眠、风湿性心脏病、心绞痛、肋间神经痛等。

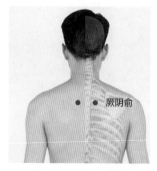

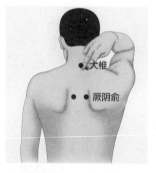

穴位定位：位于背部，当第4胸椎棘突下，旁开1.5寸处。

简便取穴：中指摸项背相接处，低头时有一骨头突起（第7颈椎），再往下摸4个骨节突起；示指与中指并拢，示指尖下即为此穴。

心俞

——通血脉、治心疾

治脏者治其俞。心俞穴对心疾有很好的疗效，能理气血、安心神、畅胸膈、通脉络、祛表邪，主治心与神志病症、胸背部不适、膀胱经表病症。

主治病症

心痛、心悸、心烦、冠心病、心律不齐、心绞痛、失眠、健忘、癫痫、咳嗽、吐血等。

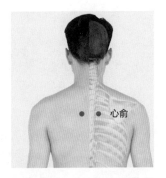

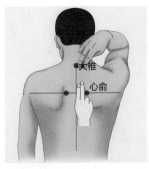

穴位定位：位于背部，当第5胸椎棘突下，旁开1.5寸处。

简便取穴：从背部肩胛骨下缘的骨突水平往后找到第7胸椎棘突，往上直推一个骨突，其上凹陷处旁开2横指即为此穴。

膈俞

—— 治血证、降逆气

膈俞为八会穴之血会，能治疗血分诸疾。此穴位于胸背部，属于膀胱经，为膈之背俞穴，能疏通阳气、解表散邪、理气降逆、通络止痛。

主治病症

出血、贫血、静脉曲张；呕吐、打嗝、咳喘；皮肤瘙痒、潮热盗汗；胸满、脊背痛等。

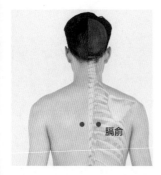

穴位定位：位于背部，当第7胸椎棘突下，旁开1.5寸处。

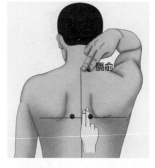

简便取穴：从背部肩胛骨下缘的骨突水平往后找到第7胸椎棘突，其下凹陷处旁开2横指即为此穴。

肝俞

——调气血、治肝病

背俞穴与其对应的脏腑关系密切，肝藏血、主疏泄，因而肝俞能治疗肝胆疾患、消化系统病症、精神病症、气机失调病症、目系疾患。

主治病症

黄疸、胁痛、消化不良、腹泻、口苦、乳腺增生、月经不调、头痛、眼红肿、背痛等。

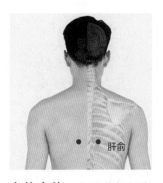

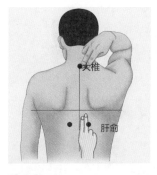

穴位定位：位于背部，当第9胸椎棘突下，旁开1.5寸处。

简便取穴：从背部肩胛骨下缘的骨突水平往后找到第7胸椎棘突，往下直推2个骨突，其下凹陷处旁开2横指即为此穴。

胆俞

——清热毒能壮胆

胆俞为胆之背俞穴，胆能贮藏排泄胆汁，主决断，助肝之疏泄，故此穴常用于治疗肝胆脾胃病症、热病、局部病痛等。

主治病症

黄疸、口苦、目赤、呕吐、胁痛、惊悸、胸腹胀满、骨蒸潮热、胆囊炎、肋间神经痛等。

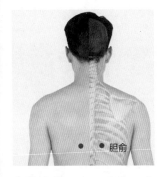

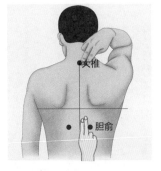

穴位定位：位于背部，当第10胸椎棘突下，旁开1.5寸处。

简便取穴：从背部肩胛骨下缘的骨突水平往后找到第7胸椎棘突，往下直推3个骨突，其下凹陷处旁开2横指即为此穴。

脾俞

—能治后天病症

脾俞为脾之背俞穴，脾为后天之本，主运化、主生血统血、主升清，故此穴可治脾胃病、血液病、免疫性疾病、内分泌失调、肾病等非先天性病症。

主治病症

腹胀、腹痛、呕吐、泄泻、胃寒、贫血、血小板低下、白细胞低下、糖尿病、腰膝酸软等。

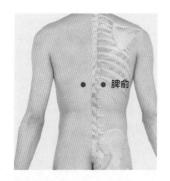

穴位定位：位于背部，当第11胸椎棘突下，旁开1.5寸处。

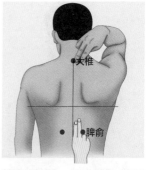

简便取穴：从背部肩胛骨下缘的骨突水平往后找到第7胸椎棘突，往下直推4个骨突，其下凹陷处旁开2横指即为此穴。

胃俞

——养胃、治脾胃病

胃俞是胃的背俞穴，主要用于治疗胃肠炎、胃溃疡等脾胃疾患，也可治疗腹痛、腰酸背痛等局部不适。

主治病症

胃脘痛、呕吐、腹胀、腹泻、肠鸣、消化不良、胃寒证、打嗝、腰背痛等。

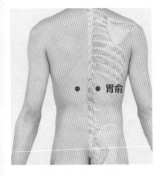

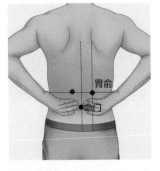

穴位定位：位于背部，当第12胸椎棘突下，旁开1.5寸处。

简便取穴：从肚脐水平往后至脊柱，此为第2腰椎棘突下凹陷的命门穴，再往上越过2个骨突，骨突上有一凹陷，与之相距2横指处。

三焦俞

——行气血、化水湿

三焦俞为三焦之背俞穴，三焦为"五脏六腑之总司"，主升降诸气、通行水液，刺激此穴，能通调全身的水液代谢、调节五脏功能、强腰通络。

主治病症

腹胀、肠鸣等脾胃病，小便不利、水肿等体液失调病症，腰背强痛等局部不适。

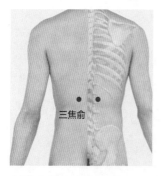

三焦俞

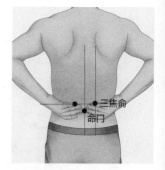

三焦俞
命门

穴位定位：位于腰部，当第1腰椎棘突下，旁开1.5寸处。

简便取穴：从肚脐水平往后至脊柱，此为第2腰椎棘突下凹陷的命门穴，再往上越过1个骨突，骨突上有一凹陷，与之相距2横指处。

肾俞

——益肾强身、调内分泌

肾俞乃肾之背俞穴，有固本培元、平衡阴阳、补肾壮骨、疏通经络、调节生殖之效，能调节血压，有助神经内分泌功能的平衡，可改善肾功能。

主治病症

小便不利、水肿、月经不调、阳痿、遗精、腰膝酸软等。

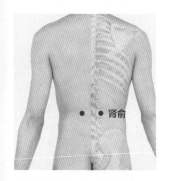

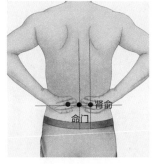

穴位定位：位于腰部，当第2腰椎棘突下，旁开1.5寸处。

简便取穴：正坐直腰，从肚脐水平往后至脊柱，此为第2腰椎棘突下凹陷，与之相距2横指（中指第2指节）的两点即为此穴。

气海俞

——可治小腹不适、腰腿病

气海俞为气海之背俞穴，能益气固本、强腰通络，是治疗下腹部不适、腰背部不适、下肢神经病变的常用俞穴。

主治病症

阳痿、遗精、痛经、腰痛、月经不调、痔疮、水肿、下肢瘫痪、性功能障碍等。

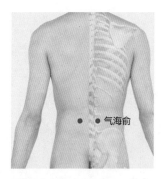

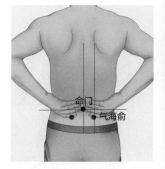

穴位定位：位于腰部，当第3腰椎棘突下，旁开1.5寸处。

简便取穴：从肚脐水平往后至脊柱，此为第2腰椎棘突下凹陷的命门穴，再往下越过1个骨突，骨突下有一凹陷，与之相距2横指处。

大肠俞

——利尿通便、强腰腿

大肠俞为大肠之背俞穴，其下分布的神经可支配腰、下腹、下肢的运动、感觉功能，故此穴可治胃肠病症、泌尿生殖系统疾病、腰腿痛。

主治病症

腰背酸冷、坐骨神经痛、腹痛、肠鸣、便秘、泄泻、尿道炎、痔疮等。

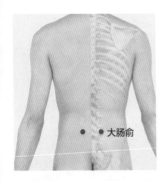

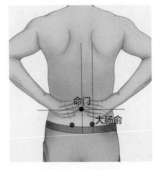

穴位定位： 位于腰部，当第4腰椎棘突下，旁开1.5寸处。

简便取穴： 从肚脐水平往后至脊柱，此为第2腰椎棘突下凹陷的命门穴，再往下越过2个骨突，骨突下有一凹陷，与之相距2横指处。

关元俞

——调理下焦阳气

关元俞为关元之背俞穴，可调节小腹之阳气，缓解胃肠不适、腰腿痛、泌尿生殖系统病变等。经常按压该穴位，可以延长性生活时间。

主治病症

肠鸣、便秘、泄泻、腰腿痛、尿频、遗尿、前列腺炎、痛经等。

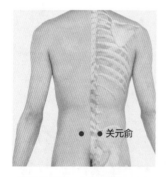

穴位定位：位于腰部，当第5腰椎棘突下，旁开1.5寸处。

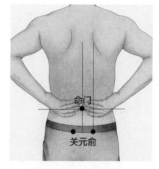

简便取穴：从肚脐水平往后至脊柱，此为第2腰椎棘突下凹陷的命门穴，再往下越过3个骨突，骨突下有一凹陷，与之相距2横指处。

膀胱俞

——利膀胱、强腰脊

膀胱俞为膀胱之背俞穴，常用于治疗泌尿系统病症，也可用于治疗小腹疼痛、腰背病变，能利膀胱、强腰脊。

主治病症

泄泻、便秘、遗尿等。

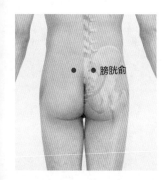

膀胱俞

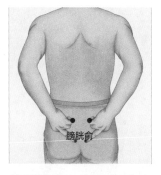

膀胱俞

穴位定位：位于骶部，当骶正中嵴旁1.5寸，平第2骶后孔。

简便取穴：沿着髂嵴最高点向内下方摸，摸到一个圆形的骨突（髂后上棘），其下与后正中线旁开2横指距离的凹陷处即为此穴。

八髎

——缓解腰腹、下肢不适

八髎位于骶后孔,腰腹下肢神经从这里分出,刺激此穴,对腰腿部、下腹部不适有很好的缓解效果,是治疗腰痛、泌尿生殖系统病症的常用穴。

主治病症

月经不调、痛经、带下异常、盆腔炎、阳痿、腰酸、尿频等。

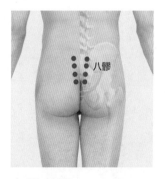

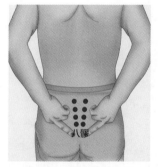

穴位定位:位于腰骶孔处,实为上髎、次髎、中髎、下髎,左右共8个穴位,分别在第1、第2、第3、第4骶后孔中。

简便取穴:俯卧,找到髂后上棘,次髎位于其内下约1.5厘米处,后正中线旁开2厘米。八髎呈对称的2条外上内下的斜线。

会阳

——利湿热、升阳气

会阳位于骶尾部，临近肛门、直肠、前列腺，主要用于治疗肛肠病症、泌尿生殖系统病症、中气下陷病症。

主治病症

痔疮、脱肛、便秘、腹泻、小便不利、水肿、阳痿、痛经、带下异常等。

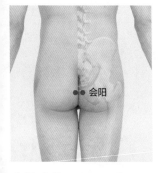

穴位定位：位于骶部，尾骨端旁开0.5寸处。

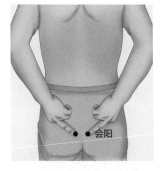

简便取穴：取坐位或跪伏位，在尾骨下端旁凹陷处，按压有酸胀感。

殷门

——改善下肢痹痛

殷门位于大腿后面，多用于治疗下肢神经病变、腰腿疼痛麻木。刺激本穴，能改善下肢气血循环，也能循经上传，可治疗前列腺炎等病症。

主治病症

下肢后侧疼痛、腰腿痛等。

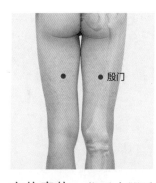

穴位定位： 位于大腿后面，当承扶与委中的连线上，承扶下6寸处。

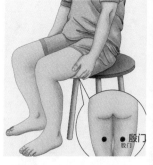

简便取穴： 在臀缝中点和腘横纹中点作一直线，在上3/7交点处即为此穴。

委中

——通经络、散表邪、治痹痛

委中位于腘窝，《四总穴歌》有"腰背委中求"之语，"治腑者治其合"，故此穴是治疗膀胱经病变如腰背酸痛、风寒表证等的常用穴位。

主治病症

头痛、恶寒、小便不利、腰背痛、遗尿等。

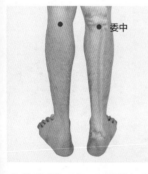

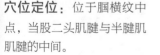

穴位定位：位于腘横纹中点，当股二头肌腱与半腱肌肌腱的中间。

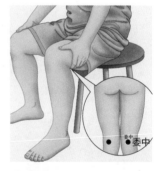

简便取穴：腿微屈，露出膝盖后侧，在腘横纹中点处即为此穴。

承山

——常用于小腿酸痛抽搐

常穿高跟鞋或久立的女性，容易出现腰背疼痛、小腿抽筋等不适症状，经常按摩承山穴能缓解上述症状。此穴对便秘、肩颈痛等病症也有较好的功效。

主治病症

腹痛、便秘、小腿疼痛、疝气等病症。

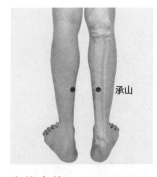

承山

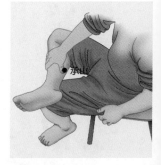

承山

穴位定位：位于小腿后面正中，委中与昆仑之间，当伸直小腿或足跟上提时腓肠肌肌腹下出现尖角凹陷处。

简便取穴：微微施力垫起脚尖，小腿后侧肌肉浮起的尾端即为此穴。

跗阳

——舒筋脉、止痹痛

跗阳可治膀胱经、阳跷脉循经通路上的病症，故此穴常用于治疗小腿、脚踝、腰背、头面等部位的不适症状。

主治病症

下肢无力、腰腿疼痛、下肢麻木、踝关节扭伤、头痛、面神经麻痹等。

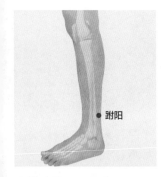

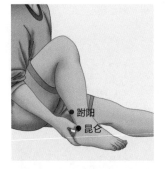

穴位定位：位于小腿后区，外踝后，昆仑穴直上3寸处。

简便取穴：露出小腿后外侧，在外踝尖后凹陷处，直上比量4横指宽（中指第2指节）即为此穴。

昆仑

——舒筋活络、治难产

昆仑为膀胱经之经穴，"经主喘咳寒热"，其下布有神经血管，故此穴不仅可用于治疗局部腰腿痛，也能外散表邪，远治头项不适。

主治病症

目眩、头痛、颈项强痛、腰痛、足跟痛、难产等。

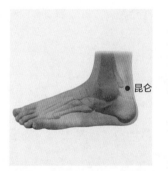

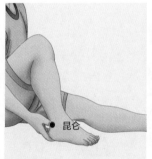

穴位定位：位于足部外踝后方，当外踝尖与跟腱之间的凹陷处。

简便取穴：露出踝关节，在外踝尖后方凹陷处即为此穴。

申脉

——清热安神、利腰膝

申脉属足太阳膀胱经，是体贴身寒多病者的纯阳大穴。经常刺激申脉能补益阳气，改善体寒肢冷、瘫痪痿痹的症状。

主治病症

头痛、眩晕、目赤肿痛、失眠、下肢痿痹。

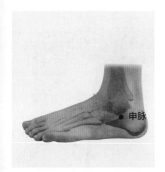

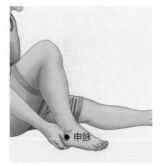

穴位定位：位于足外侧部，外踝直下方凹陷中。

简便取穴：掌心朝上扶住脚跟底部。拇指弯曲，指腹置于外脚踝直下方凹陷中，则拇指所在的位置即为此穴。

至阴

——上清头目、下调胞产

至阴为膀胱经之井穴，能清热醒脑、调和阴阳、改善血液循环，可用于热证、下肢痹症、足趾疼痛等。艾灸至阴，矫正胎位的成功率较高。

主治病症

头痛、目痛、鼻塞、鼻出血、胎位不正、难产等。

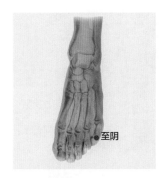

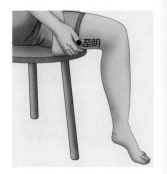

穴位定位：位于足小趾末节外侧，距趾甲角0.1寸（指寸）处。

简便取穴：露出小趾背侧，小趾爪甲外侧缘和基底部各作一线，相交处取穴。

第九章 足少阴肾经

足少阴肾经为十二经脉之一。本经起于足小趾下面，斜行于足心（涌泉穴），上行至腹胸，属肾，络膀胱，入肺，绕喉到舌根两旁，一侧有27个穴位。本经腧穴主要治疗两性病症，泌尿生殖系统病症，神经内分泌失调病症，肾、脾、肺、咽喉病症，以及本经脉循行部位的病变。

足少阴肾经经穴

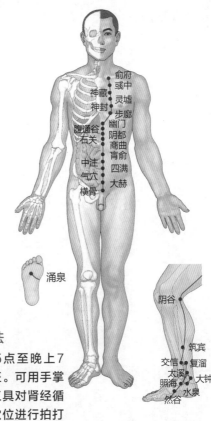

俞府
彧中
灵墟
神藏
步廊
神封
幽门
腹通谷
阴都
石关
商曲
肓俞
中注
四满
气穴
大赫
横骨

涌泉

阴谷

筑宾
交信
复溜
太溪
照海
大钟
水泉
然谷

肾经保养方法

肾经在下午5点至晚上7点，经气最旺。可用手掌或按摩槌等工具对肾经循行路线上的穴位进行拍打刺激。

穴位	定位	主治病症
涌泉	位于足底部,蜷足时足前部凹陷处,约当足底第2、第3趾缝纹头端与足跟连线的前1/3与后2/3交点上。	休克、中风、中暑、高血压、癔病、神经衰弱、支气管哮喘、下肢瘫痪等。
然谷	位于足内侧,足舟骨粗隆下方,赤白肉际处。	咽喉炎、扁桃体炎、尿道炎、睾丸炎、糖尿病、阴部瘙痒、心肌炎、足部扭挫伤等。
太溪	位于足内侧,内踝后方,当内踝尖与跟腱之间的凹陷处。	肾炎、膀胱炎、口腔炎、慢性咽炎、神经性耳聋、神经衰弱、乳腺炎、下肢瘫痪等。
大钟	位于足内侧,内踝后下方,跟腱附着部的内侧前方凹陷处。	支气管哮喘、神经衰弱、癔病、精神分裂症、口腔炎、食管狭窄、尿潴留等。
水泉	位于足内侧,内踝后下方,当太溪直下1寸,跟骨结节的内侧凹陷处。	月经不调、痛经、子宫脱垂、子宫内膜炎、膀胱痉挛等。
照海	位于足内侧,内踝尖下方的凹陷处。	目赤肿痛、赤白带下、痛经、月经不调等。
复溜	位于小腿内侧,太溪直上2寸,跟腱的前方。	肾炎、睾丸炎、功能性子宫出血、脊髓炎、下肢瘫痪等。
交信	位于小腿内侧,当太溪直上2寸,复溜前0.5寸,胫骨内侧缘的后方。	月经不调、阴痒、阴挺、崩漏、淋证、赤白痢等。
筑宾	位于小腿内侧,当太溪与阴谷的连线上,太溪直上5寸,腓肠肌肌腹的内下方。	肾炎、膀胱炎、睾丸炎、盆腔炎、癫痫、精神分裂症、腓肠肌痉挛等。

穴位	定位	主治病症
阴谷	位于腘窝内侧，屈膝时，当半腱肌肌腱与半膜肌肌腱之间。	肾炎、尿路感染、阴道炎、阴部瘙痒、癫病、精神分裂症、膝关节及其周围软组织炎等。
横骨	位于下腹部，当脐中下5寸，前正中线旁开0.5寸处。	肠疝痛、膀胱痉挛或麻痹、尿道炎、性功能减退等。
大赫	位于下腹部，当脐中下4寸，前正中线旁开0.5寸处。	阳痿、遗精、小腹痛、肾阳虚引起的不孕不育症等。
气穴	位于下腹部，当脐中下3寸，前正中线旁开0.5寸处。	肾炎、膀胱麻痹、性功能障碍、子宫脱垂、肠绞痛等。
四满	位于下腹部，当脐中下2寸，前正中线旁开0.5寸处。	月经不调、痛经、闭经、崩漏、带下、不孕、遗精白浊、小便失禁等。
中注	位于下腹部，当脐中下1寸，前正中线旁开0.5寸处。	月经不调、小便淋沥、腹泻不止、大便燥结、腰脊疼痛等。
肓俞	位于腹中部，脐中旁开0.5寸处。	腹痛、腹胀、呕吐、泄泻、便秘、寒疝痛、小便淋沥等。
商曲	位于上腹部，当脐中上2寸，前正中线旁开0.5寸处。	胃痉挛、寒疝痛、腹膜炎、食欲减退、黄疸等。
石关	位于上腹部，当脐中上3寸，前正中线旁开0.5寸处。	饮食不化、翻胃呕吐、呃逆、腹痛、便秘、脊强、不孕等。

穴位	定位	主治病症
阴都	位于上腹部,当脐中上4寸,前正中线旁开0.5寸。	胃脘胀痛、呕吐、腹痛、腹胀、泄泻等。
腹通谷	位于上腹部,当脐中上5寸,前正中线旁开0.5寸。	恶心、呕吐、腹痛、腹胀、饮食不消、胸胁支满、心悸惊恐、咽喉不利等。
幽门	位于上腹部,当脐中上6寸,前正中线旁开0.5寸。	胃痉挛、胃扩张、肝炎、妊娠呕吐、肋间神经痛等。
步廊	位于胸部,当第5肋间隙,前正中线旁开2寸。	胸膜炎、肋间神经痛、支气管炎、乳腺炎、胃炎、腹直肌痉挛。
神封	位于胸部,当第4肋间隙,前正中线旁开2寸。	胸膜炎、肋间神经痛、支气管炎、咳嗽、气喘等。
灵墟	位于胸部,当第3肋间隙,前正中线旁开2寸。	胸膜炎、肋间神经痛、支气管炎、乳腺炎、食欲不振等。
神藏	位于胸部,当第2肋间隙,前正中线旁开2寸。	支气管炎、支气管哮喘、肋间神经痛、胸膜炎等。
彧中	位于胸部,当第1肋间隙,前正中线旁开2寸。	咳嗽、气喘、咯血、支气管炎、胸膜炎、肋间神经痛等。
俞府	位于胸部,当锁骨下缘,前正中线旁开2寸。	咳嗽、气喘、痰多、骨蒸潮热、呃逆、呕吐、胸满等。

涌泉

——清热利咽、补肾

涌泉位于脚底，是足少阴肾经的井穴，能清热利咽，又为急救穴之一。经常按摩此穴，则神清气爽、肾精充足、耳聪目明、精力充沛。

主治病症

昏厥、中暑、癫痫、小儿惊风等急症及神志病，头痛、头晕、咽痛、便秘等。

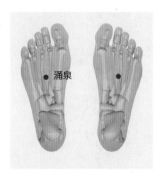

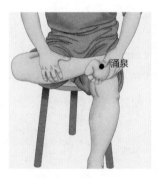

穴位定位：位于足底部，蜷足时足前部凹陷处，约当足底第2、第3趾趾缝纹头端与足跟连线的前1/3与后2/3交点上。

简便取穴：足趾蜷缩时，约当足底（除趾）前1/3的凹陷处。

然谷

——清虚火、补肾

然谷为肾经的荥穴，"荥主热证"，其作用是升清降浊、平衡水火，专治阴虚火旺症状。也可补肾，治疗泌尿生殖系统病症。

主治病症

咽痛、消渴、头痛、目赤、耳鸣如蝉、阳痿、遗精、月经不调、足踝疼痛等。

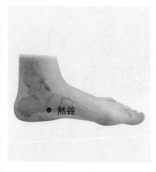

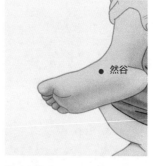

穴位定位：位于足内侧，足舟骨粗隆下方，赤白肉际处。

简便取穴：在脚内侧，足弓弓背中部靠前的位置，可以摸到一个骨节缝隙，这就是然谷。

太溪

——调节肾之阴阳平衡

太溪是足少阴肾经的原穴，位于足踝部，善于调节肾之阴阳平衡，对于肾阳虚、肾阴虚病症都有效，亦可治疗局部足踝疼痛。

主治病症

腰膝酸软、下肢冷痛、脚踝疼痛、阳痿、月经不调、耳鸣、头痛、眩晕等。

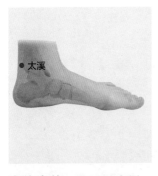

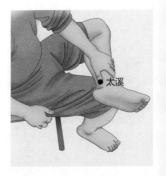

穴位定位：位于足内侧，内踝后方，当内踝尖与跟腱之间的凹陷处。

简便取穴：露出踝关节，内踝尖后凹陷处即为此穴。

照海

——补肾调经、清热滋阴

照海位于足踝下，能补肾调经、消炎利尿、清利咽喉，刺激此穴，对肾病、内分泌失调病症、泌尿生殖系统病症、热病等均有效。

主治病症

赤白带下、痛经、月经不调、失眠、咽部异物感、潮热汗出、目赤肿痛、脚踝疼痛等。

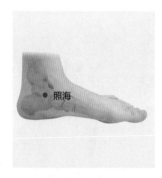

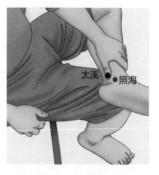

穴位定位：位于足内侧，内踝尖下方凹陷处。

简便取穴：露出踝关节，在内踝尖下方的凹陷处，太溪的右下侧即为此穴。

复溜

——补肾利水湿

复溜是足少阴肾经的经穴，刺激此穴，可补益肾之阴阳、调节水液代谢，对肾气肾精不足之症、水湿分布排泄失常之症有很好的效果。

主治病症

水肿、腹胀、盗汗、燥热、腹泻、淋证、腿脚痛等。

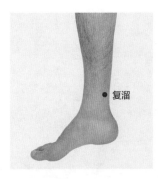

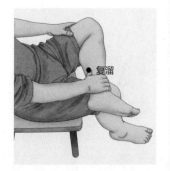

穴位定位：位于小腿内侧，太溪直上2寸，跟腱的前方。

简便取穴：露出小腿内侧，在内踝尖后方凹陷处直上约示指前2节的长度。

交信

——补肾调经养肝脾

交信同为肾经和阴跷脉之穴，肾经经气由此交于三阴交穴，故此穴可治疗肾与泌尿生殖系统病症、肝脾病变及局部腰腿痛。

主治病症

月经不调、阴痒、阴挺、崩漏、淋证、赤白痢。

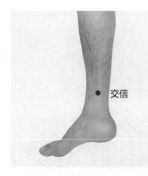

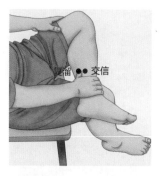

穴位定位：位于小腿内侧，当太溪直上2寸，复溜前0.5寸，胫骨内侧缘的后方。

简便取穴：从内踝尖后方凹陷处直上约示指前两节的长度，再从该点水平往前，至碰到骨头，指下凹陷处，复溜前0.5寸即为此穴。

阴谷

——益肾、调经下焦安

阴谷是足少阴肾经的合穴，此穴在膝内侧，局部凹陷如谷，故名阴谷。用按摩、艾灸、刮痧等方法刺激此穴，有理下焦、宁神志的作用。

主治病症

月经不调、疝气、阳痿、膝关节炎、膝痛、下肢痿痹等。

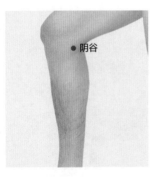

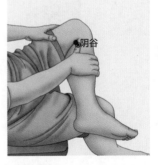

穴位定位：位于腘窝内侧，屈膝时，当半腱肌肌腱与半膜肌肌腱之间。

简便取穴：露出膝腿，从小腿内侧上段，沿着骨前缘往上寻摸，至碰到骨节突起，往后按压，阴陵泉后方的凹陷处即为此穴。

第十章 手厥阴心包经

手厥阴心包经为十二经脉之一。本经起于胸中，络于三焦，出胸，沿手内侧行至中指末端中冲穴，一侧有9个穴位。本经腧穴主要治疗心血管系统、精神神经系统及经脉循行所过处不适，如胸闷、心烦、咳嗽、痰多、气喘、胸痛、腋下肿痛、心痛、胸胁胀满、胸背及上臂内侧痛等。

手厥阴心包经经穴

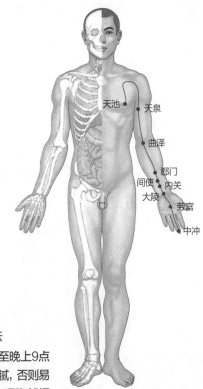

天池　天泉

曲泽

郄门

间使　内关

大陵　劳宫

中冲

心包经保养方法

心包经在晚上7点至晚上9点循行。切忌晚餐油腻，否则易产生亢热而导致出现胸部烦闷、恶心等症状。

穴位	定位	主治病症
天池	位于胸部，当第4肋间隙，乳头外1寸，前正中线旁开5寸。	心痛、咳嗽、胸闷等。
天泉	位于臂内侧，当腋前纹头下2寸，肱二头肌的长、短头之间。	心悸、心痛、失眠、臂内侧痛等。
曲泽	位于肘横纹中，当肱二头肌腱的尺侧缘。	心悸、心痛、烦躁、胸闷等。
郄门	位于前臂掌侧，当曲泽与大陵的连线上，腕横纹上5寸。	心痛、心悸、呕血、心动过速或过缓等。
间使	位于前臂掌侧，当曲泽与大陵的连线上，腕横纹上3寸，掌长肌腱与桡侧腕屈肌腱之间。	心痛、心悸、癫痫、烦躁等。
内关	位于前臂掌侧，当曲泽与大陵的连线上，腕横纹上2寸，掌长肌腱与桡侧腕屈肌腱之间。	呕吐、恶心、晕车、心痛、心悸、胃痛等。
大陵	位于腕掌横纹的中点处，当掌长肌腱与桡侧腕屈肌腱之间。	心绞痛、癫痫、呕吐、失眠、神经衰弱等。
劳宫	位于手掌心，当第2、第3掌骨之间偏于第3掌骨，握拳屈指时中指尖处。	心绞痛、癫痫、吐血、手掌痛等。
中冲	位于手中指末节尖端中央。	中风昏迷、热病、心痛、惊风等。

曲泽

——清烦热、行气血

曲泽是手厥阴心包经的合穴，能清热除烦、舒筋活血，可治疗心血管系统疾病、神经精神疾病、热病及本经脉循行所过处不适。

主治病症

心痛、心悸等心病，胃痛、呕吐、泄泻等急性胃肠病，肘臂挛痛、热病等。

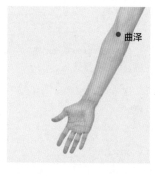

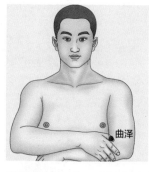

穴位定位：位于肘横纹中，当肱二头肌腱的尺侧缘处。

简便取穴：采用正坐、仰掌并微曲肘的姿势，取穴时先将手前臂上举，手肘内侧中央处有粗腱，腱的内侧凹陷处即为此穴。

内关

——心胸疾病内关谋

内关能调和脏腑阴阳气血、疏通经脉。刺激该穴，对治疗心脏、胃腑疾病以及神经精神疾病有明显的效果，还能够舒缓疼痛、消除疲劳。

主治病症

呕吐、胃炎、胃痛、晕车、心痛、心悸、失眠、胸闷、烦热等心胸疾病。

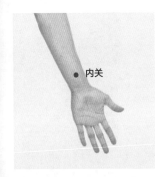

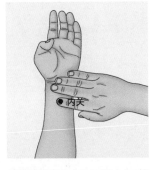

穴位定位：位于前臂掌侧，当曲泽与大陵的连线上，腕横纹上2寸，掌长肌腱与桡侧腕屈肌腱之间。

简便取穴：手心朝上，手掌平伸，露出手前臂，从掌根第1条腕横纹往手臂比量示指前两节长度，在手臂中心2条筋之间的凹陷处。

大陵

——理气宽胸安心神

大陵为心包经之腧穴，也是十三鬼穴之一，主治心与神志病变，也可用于缓解局部手臂疼痛、麻木等不适症状，有行气通络、宁心安神之功效。

主治病症

心绞痛、癫痫、惊悸、胸胁痛、呕吐、胃痛、腕关节痛等。

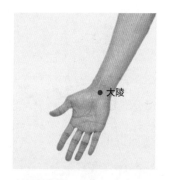

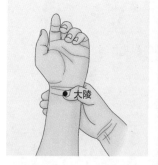

穴位定位：位于腕掌横纹的中点处，当掌长肌腱与桡侧腕屈肌腱之间。

简便取穴：露出手腕掌面，掌根第1条腕横纹的中心即为此穴。

劳宫

——清心除烦睡眠好

劳宫为心包经之"荥穴"，"荥主身热"，此穴可清心热、泻肝火，有清热润燥、安神和胃、通经祛湿、熄风凉血之功效。烦热症状夜间更甚者，按揉此穴可缓解。

主治病症

心绞痛、癫痫、吐血、胃痛、烦热、胸闷、口干口苦、咽喉肿痛、手指麻木等。

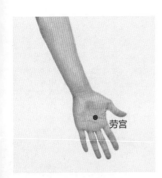

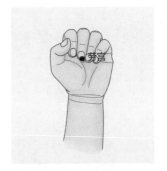

穴位定位：位于手掌心，当第2、第3掌骨之间偏于第3掌骨，握拳屈指时中指尖处。

简便取穴：握拳屈指，中指指尖下即为此穴。

中冲

——泻火醒神能救急

中冲能清热泻火、开窍醒脑、活血通络。临床发现，便秘时用拇指指端掐按、点压中冲，有缓解紧张、促进排便的功效。

主治病症

中风昏迷、热病、心痛、惊风、中暑、心绞痛等。

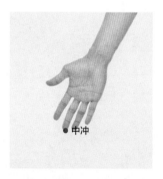

穴位定位：位于手中指末节尖端中央。

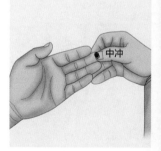

简便取穴：露出手指，在中指掌面最末端的中央即为此穴。

第十一章 手少阳三焦经

手少阳三焦经为十二经脉之一。起于无名指尺侧指甲角旁的关冲穴，上行过肩，止于眉梢的丝竹空穴，下络心包，属三焦，一侧有23个穴位。本经腧穴主要治疗水液输布代谢障碍，热证，侧头、耳、目、胸胁、咽喉病变，及经脉循行部位的其他病症，如头痛、偏头痛、耳鸣、咽喉痛、昏厥、失眠、腹胀、水肿、遗尿、小便不利、肩臂肘部外侧痛等。

手少阳三焦经经穴

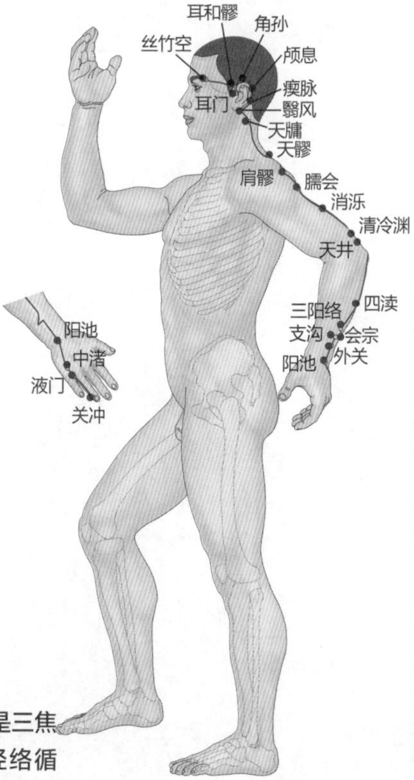

耳和髎
角孙
丝竹空
颅息
耳门
瘛脉
翳风
天牖
天髎
肩髎
臑会
消泺
清冷渊
天井
三阳络
四渎
支沟
会宗
阳池
外关
阳池
中渚
液门
关冲

三焦经保养方法

晚上9时至晚上11时是三焦
经运行的时间，沿经络循
行拍打、刮痧、按摩是对
三焦经最好的保养。

穴位	定位	主治病症
关冲	位于手环指指末节尺侧，距指甲角0.1寸（指寸）处。	耳鸣、头痛、热病、昏厥、目赤等。
液门	位于手背部，当第4、第5指间，指蹼缘后方赤白肉际处。	中暑昏迷、热病、手臂痛、心痛等。
中渚	位于手背部，当环指本节（掌指关节）后方第4、第5掌骨间，第4掌指关节近端凹陷处。	头痛、耳鸣、耳聋、喉病等。
阳池	位于腕背横纹中，当指伸肌腱的尺侧缘凹陷处。	肩背痛、手腕痛、糖尿病、目赤肿痛、喉病等。
外关	位于前臂背侧，当阳池与肘尖的连线上，腕背横纹上2寸，尺骨与桡骨之间。	便秘、头痛、耳鸣、目赤肿痛、胁肋痛等。
支沟	位于前臂背侧，当阳池与肘尖的连线上，腕背横纹上3寸，尺骨与桡骨之间。	偏头痛、耳鸣、耳聋、热病、便秘、胁肋痛等。
会宗	位于前臂背侧，当腕背横纹上3寸，支沟尺侧，尺骨的桡侧缘。	偏头痛、耳鸣、耳聋、手腕痛等。
三阳络	位于前臂背侧，腕背横纹上4寸，尺骨与桡骨之间。	胸胁痛、耳鸣、耳聋、齿痛、上肢痹痛等。

穴位	定位	主治病症
四渎	位于前臂背侧，当阳池与肘尖的连线上，肘尖下5寸，尺骨与桡骨之间。	暴喑、齿痛、耳鸣、耳聋、手臂痛等。
天井	位于臂外侧，屈肘时，当肘尖直上1寸凹陷处。	偏头痛、耳鸣、耳聋、癫痫等。
清冷渊	位于臂外侧，屈肘，当肘尖直上2寸处。	上肢痹痛、偏头痛、耳鸣、目赤等。
消泺	位于臂外侧，当清冷渊与臑会连线的中点处。	头痛、肩背臂痛、颈项强痛、齿痛等。
臑会	位于臂外侧，当肘尖与肩髎的连线上，肩下3寸，三角肌的后下缘。	肩臂痛、瘿气、瘰疬等。
肩髎	位于肩部，肩髃后方，当臂外展时，于肩峰后下方呈现凹陷处。	肩臂痛、肋间神经痛、肩重不能举等。
天髎	位于肩胛部，肩井与曲垣的中间，当肩胛骨上角处。	肩臂痛、落枕、上肢痹痛、胸中烦满等。
天牖	位于颈侧部，当乳突的后下方，平下颌角，胸锁乳突肌的后缘。	偏头痛、耳鸣、颈项痛、头昏、鼻塞等。

穴位	定位	主治病症
翳风	位于耳垂后方，当乳突与下颌角之间的凹陷处。	面瘫、耳聋、口眼㖞斜、口噤不开等。
瘈脉	位于头部，耳后乳突中央，当角孙与翳风之间，沿耳轮连线的中、下1/3的交点处。	头痛、耳鸣、呕吐、泄泻、小儿惊风等。
颅息	位于头部，当角孙至翳风之间，沿耳轮连线的上、中1/3的交点处。	偏头痛、三叉神经痛、耳鸣、牙痛、呕吐、泄泻、小儿惊风等。
角孙	位于头部，折耳郭向前，当耳尖直上入发际处。	头项痛、眩晕、神经衰弱、耳鸣、牙痛、目翳、颊肿等。
耳门	位于面部，当耳屏上切迹的前方，下颌骨髁状突后缘，张口有凹陷处。	牙痛、耳鸣、耳聋、面神经麻痹、面肌痉挛等。
耳和髎	位于头侧部，当鬓发后缘，平耳郭根之前方，颞浅动脉的后缘。	耳聋、耳鸣、牙痛、头痛、失眠、口眼㖞斜等。
丝竹空	位于面部，当眉梢凹陷处。	头痛、目眩、目赤肿痛、眼睑瞤动、癫痫、面神经麻痹、目上视、头晕等病症。

关冲

——清热通络、醒神志

关冲为三焦经之井穴，可点刺出血，用于治疗热证、闭证、急证、痹证，因此穴位于手指末端，为气血阴阳交汇处。

主治病症

耳鸣、头痛、目赤、昏厥、热病、头痛、咽喉肿痛等。

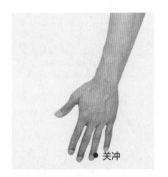

关冲

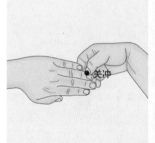

关冲

穴位定位：位于手指，无名指末节尺侧，距指甲角0.1寸（指寸）处。

简便取穴：露出手无名指背侧，在靠近小指的无名指爪甲外侧缘和基底部各作一线，相交处取穴。

阳池

——清热生津、止痹痛

阳池为三焦经之原穴，能清热通络、通调三焦、益阴增液，对热病、阴津亏损疾患、局部痹痛等有很好的效果。

主治病症

咽痛、目赤肿痛、流行性感冒、手腕痛、风湿病、糖尿病等。

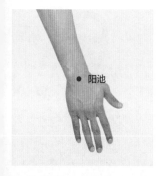

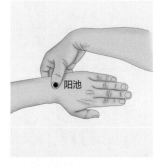

穴位定位：位于腕背横纹中，当指伸肌腱的尺侧缘凹陷处。

简便取穴：俯掌，手背伸，露出腕背横纹，在第3、第4掌骨间直上与腕横纹交点处的凹陷中取穴。

外关

——清热泻火、通经络

外关穴为手少阳三焦经的络穴，经常刺激本穴，有活血通络、清热止痛的作用，对热病、头面五官等经络远端病症有良好的治疗效果。

主治病症

便秘、头痛、耳鸣、咽痛、发热、手臂疼痛等。

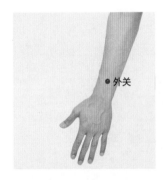

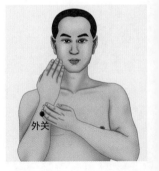

穴位定位：位于前臂背侧，当阳池与肘尖的连线上，腕背横纹上2寸，尺骨与桡骨之间。

简便取穴：俯掌，露出手臂背侧，腕背横纹向上3横指宽、内外两骨头间的凹陷处。

支沟

——清热止痛、利三焦

支沟为手少阳三焦经之经穴，能清热止痛、通利三焦，对三焦病症、热病、局部痹痛、本经远端头面五官病症均有一定的效果。

主治病症

偏头痛、耳鸣、耳聋、咽痛、便秘、肋间神经痛、手臂疼痛等。

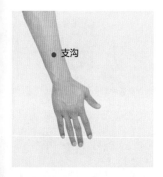

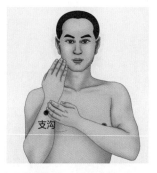

穴位定位：位于前臂背侧，当阳池与肘尖的连线上，腕背横纹上3寸，尺骨与桡骨之间。

简便取穴：俯掌，露出手臂背侧，腕背横纹向上4横指宽、内外两骨头间的凹陷处。

肩髎

——缓解肩臂不适

肩髎属手少阳三焦经，位于肩部，主要用于治疗局部肩臂不适，能疏通经络，改善肩臂气运血行，缓解肩臂麻木、疼痛、无力等症状。

主治病症

肩臂痛、肋间神经痛、肩周炎、中风后上肢无力等。

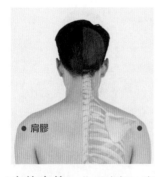

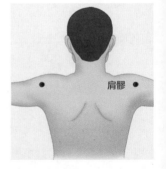

穴位定位：位于肩部，肩髃后方，当臂外展时，于肩峰后下方呈现凹陷处。

简便取穴：上臂外展平举，肩关节部即可出现2个凹陷窝，后面1个凹陷窝即为此穴。

耳门

——聪耳明目、利下焦

耳门属手少阳三焦经，耳即耳窍，门即门户，此穴居耳前。经常刺激此穴，有聪耳明目之功效，有效缓解耳疾。

主治病症

耳鸣、耳聋、聤耳、牙痛、颌肿、眩晕等。

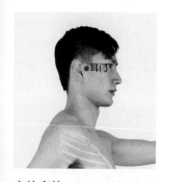

穴位定位：位于面部，当耳屏上切迹的前方，下颌骨髁状突后缘，张口有凹陷处。

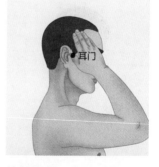

简便取穴：正坐或侧伏，4指放在偏头处。拇指指尖摸至耳珠上缺口前，拇指指尖垂直凹陷处即此穴。

丝竹空

——缓解眼周不适

丝竹空为手少阳三焦经常用穴位之一，能明目祛风、通络止痛。按摩此穴，可缓解眼睛干涩疼痛、眼眶周围压痛、高血压等病症。

主治病症

头痛、目眩、目赤肿痛、眼睑瞤动、癫痫、面神经麻痹、目上视、头晕等病症。

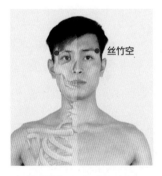

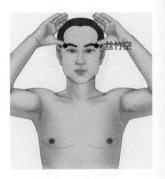

穴位定位：位于面部，当眉梢凹陷处。

简便取穴：露出面部，在眉梢，按之凹陷处即为此穴。

第十二章 足少阳胆经

足少阳胆经为十二经脉之一。本经起于眼外眦的瞳子髎，绕身侧，下行至足第4趾外侧端的足窍阴穴。一侧有44个穴位。本经腧穴主要治疗口干舌苦、脱发、胸胁苦满、胆怯易惊、食欲不振、失眠、皮肤萎黄、肝胆疾病、神经系统疾病，以及胆经循行所经过部位的病症。

足少阳胆经经穴

1. 瞳子髎
2. 听会
3. 上关
4. 颔厌
5. 悬颅
6. 悬厘
7. 曲鬓
8. 率谷
9. 天冲
10. 浮白
11. 头窍阴
12. 完骨
13. 本神
14. 阳白
15. 头临泣
16. 目窗
17. 正营
18. 承灵
19. 脑空
20. 风池

肩井
辄筋　渊腋
日月
带脉　京门
维道　五枢
居髎　环跳
风市
中渎
膝阳关
阳陵泉
外丘　阳交
阳辅　光明
悬钟
地五会　丘墟
足窍阴　足临泣
侠溪

胆经保养方法

胆经在晚上11点至凌晨1点经气最旺。日常生活中保养胆经可用刮痧、敲打、按摩等方法对胆经循行路线进行刺激。

穴位	定位	主治病症
瞳子髎	位于面部，目外眦旁，当眶外侧缘处。	头痛、目赤肿痛、目痒、结膜炎、白内障、青盲等。
听会	位于面部，当耳屏间切迹的前方，下颌骨髁突的后缘，张口凹陷处。	耳鸣、耳聋、中耳炎、口眼㖞斜、牙痛、三叉神经痛等。
上关	位于耳前，下关直上，当颧弓的上缘凹陷处。	面瘫、耳鸣、耳聋、中耳炎、头痛、小儿惊风、口眼㖞斜等。
颔厌	位于头部鬓发上，当头维与曲鬓弧形连线的上1/4与下3/4交点处。	头痛、眩晕、耳鸣、目外眦痛、结膜炎等。
悬颅	位于头部鬓发上，当头维与曲鬓弧形连线的中点处。	头痛、面肿、目赤肿痛、牙痛等。
悬厘	位于头部鬓发上，当头维与曲鬓弧形连线的上3/4与下1/4交点处。	头痛、神经衰弱、颜面浮肿、耳鸣、目赤肿痛等。
曲鬓	位于头部，当耳前鬓角发际后缘的垂线与耳尖水平线的交点处。	偏头痛、目赤肿痛、牙关紧闭、牙痛、暴喑、项强不得顾等。
率谷	位于头部，当耳尖直上入发际1.5寸，角孙直上方。	偏头痛、目眩、小儿惊风、面瘫等。
天冲	位于头部，当耳根后缘直上入发际2寸，率谷后0.5寸处。	头痛、牙龈肿痛、癫痫、惊恐、瘿气等。
浮白	位于头部，当耳后乳突的后上方，天冲与完骨的弧形连线的中1/3与上1/3交点处。	头痛、中风后遗症、目痛、耳聋、耳鸣、扁桃体炎、支气管炎等。
头窍阴	位于头部，当耳后乳突的后上方，天冲与完骨的中1/3与下1/3交点处。	眩晕、耳鸣、耳聋、耳痛、头痛、三叉神经痛等。

穴位	定位	主治病症
完骨	位于头部,当耳后乳突的后下方凹陷处。	面瘫、落枕、中耳炎、头痛、眩晕、颈项强痛、口眼㖞斜、失眠多梦等。
本神	位于头部,当前发际上0.5寸,神庭旁开3寸,神庭与头维连线的内2/3与外1/3的交点处。	头痛、目眩、癫痫、失眠、小儿惊风等。
阳白	位于前额部,当瞳孔直上,眉上1寸处。	头痛、眩晕、神经衰弱、面瘫、近视、沙眼等。
头临泣	位于头部,当瞳孔直上入发际0.5寸,神庭与头维连线的中点处。	头痛、目眩、目赤肿痛、流泪、目翳、小儿惊风等。
目窗	位于头部,当前发际上1.5寸,头正中线旁开2.25寸处。	头痛、目眩、癫痫、面部浮肿、目赤肿痛、小儿惊痫等。
正营	位于头部,当前发际上2.5寸,头正中线旁开2.25寸处。	头痛、头晕、偏头痛、目眩、牙痛、呕吐等。
承灵	位于头部,当前发际上4寸,头正中线旁开2.25寸处。	目痛、鼻渊、鼻出血、头晕、眩晕、耳鸣等。
脑空	位于头部,当枕外隆凸的上缘外侧,头正中线旁开2.25寸处。	目眩、哮喘、癫痫、头痛、脑供血不足、心悸等。
风池	位于项部,当枕骨之下,与风府相平,胸锁乳突肌与斜方肌上端之间的凹陷处。	头痛、眩晕、耳聋、中风、颈痛、口眼㖞斜等。
肩井	位于肩上,前直乳中,当大椎与肩峰端连线的中点上。	肩部酸痛、肩周炎、高血压、中风、落枕等。
渊腋	位于侧胸部,举臂当腋中线上,腋窝下3寸,第4肋间隙中。	胸胁痛、哮喘、流涎、呕吐、腋下肿痛、肩臂痛等。

穴位	定位	主治病症
辄筋	位于侧胸部，渊腋前1寸，平乳头，第4肋间隙中。	胸胁痛、哮喘、呕吐、腋肿、前臂痛等。
日月	位于上腹部，当乳头直下，第7肋间隙，前正中线旁开4寸。	胸胁痛、胃痛、呕吐、肝炎、肝脾肿大等。
京门	位于侧腰部，章门后1.8寸，当第12肋骨游离端的下方。	小便不利、肾炎、腰胁痛、水肿、腹胀、腹痛、肠鸣、泄泻等。
带脉	位于侧腹部，章门下1.8寸，当第11肋骨游离端下方垂线与脐水平线的交点上。	月经不调、闭经、崩漏、带下异常、小腹疼痛等。
五枢	位于侧腹部，当髂前上棘的前方，横平脐下3寸处。	月经不调、疝气、便秘、腰痛等。
维道	位于侧腹部，当髂前上棘的前下方，五枢前0.5寸。	腹痛、带下异常、盆腔炎、子宫脱垂、阑尾炎、肾炎等。
居髎	位于髋部，当髂前上棘与股骨大转子最凸点连线的中点处。	疝气、下肢痿痹、睾丸炎、肾炎、腰痛等。
环跳	位于股外侧部，侧卧屈股，股骨大转子最高点与骶管裂孔连线的外1/3与中1/3交点处。	下肢麻痹、坐骨神经痛、脚气、感冒、风疹等。
风市	位于大腿外侧部的中线上，当腘横纹上7寸，或直立垂手时，中指尖处。	下肢痿痹、腰腿疼痛、坐骨神经痛、偏瘫、头痛等。
中渎	位于大腿外侧，横纹上5寸，股外侧肌与股二头肌之间。	下肢痿痹、麻木、半身不遂、坐骨神经痛等。
膝阳关	位于膝外侧，当阳陵泉上3寸，股骨外上髁上方的凹陷处。	膝关节炎、下肢瘫痪、膝髌肿痛、小腿麻木、坐骨神经痛等。

穴位	定位	主治病症
阳陵泉	位于小腿外侧，当腓骨小头前下方的凹陷中。	下肢痿痹、膝关节炎、小儿惊风、半身不遂等。
阳交	位于小腿外侧，当外踝尖上7寸，腓骨后缘。	坐骨神经痛、下肢痿痹、癫痫、神经性疾病等。
外丘	位于小腿外侧，当外踝尖上7寸，腓骨前缘，平阳交。	下肢麻痹、癫痫、狂犬病、恶寒、发热、胸胁胀痛、腿痛、小腿抽筋等。
光明	位于小腿外侧，当外踝尖上5寸，腓骨前缘。	目痛、夜盲、青光眼、膝痛、下肢痿痹等。
阳辅	位于小腿外侧，当外踝尖上4寸，腓骨前缘稍前方。	偏头痛、半身不遂、腰痛、膝关节炎等。
悬钟	位于小腿外侧，当外踝尖上3寸，腓骨前缘。	头痛、腰痛、胸腹胀满、半身不遂、小腿痛等。
丘墟	位于足外踝的前下方，当趾长伸肌腱的外侧凹陷处。	头痛、疝气、中风偏瘫、下肢痿痹、脚扭伤等。
足临泣	位于足背外侧，当足4趾本节（第4跖趾关节）的后方，小趾伸肌腱的外侧凹陷处。	头痛、心悸、目眩、中风偏瘫、胁肋疼痛、足跗肿痛等。
地五会	位于足背外侧，当足4趾本节（第4跖趾关节）的后方，第4、第5跖骨之间，小趾伸肌腱的内侧缘。	头痛、目赤、耳鸣、耳聋、乳腺炎、脚痛等。
侠溪	位于足背外侧，当第4、第5趾间，趾蹼缘后方赤白肉际处。	头痛、眩晕、目赤肿痛、脑卒中、高血压、惊悸、耳鸣等。
足窍阴	位于足第4趾末节外侧，距趾甲角0.1寸（指寸）。	偏头痛、目眩、耳聋、耳鸣、失眠、目赤肿痛等。

瞳子髎

——清头明目解疲劳

瞳子髎为手太阳、手足少阳之会，主要用于治疗头面和眼部不适，能清热通络、明目止痛，头晕脑涨、眼睛酸痛时，按揉此穴可缓解症状。

主治病症

头痛、目赤、目痛、白内障、迎风流泪。

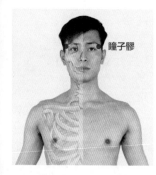

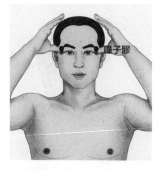

穴位定位：位于面部，目外眦旁，当眶外侧缘处。

简便取穴：掌心向内，以两手拇指置于头部侧边，太阳穴斜下、前方，两手拇指相对用力垂直按穴位即是。

听会

——通络止痛疗耳疾

听会位于耳屏前，主要用于治疗耳部疾患及面部三叉神经分布区域的疼痛麻木，常按揉此穴，可聪耳清头。

主治病症

耳鸣、耳聋、中耳炎、口眼㖞斜、牙痛、三叉神经痛等。

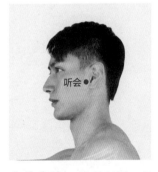

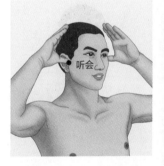

穴位定位：位于面部，当屏间切迹的前方，下颌骨髁突的后缘，张口有凹陷处。

简便取穴：露出侧脸耳部，在耳屏上缺口的前方，按之凹陷处。

率谷

—— 清风热、治头面不适

率谷为足太阳、足少阳之交会穴，主要用于治疗头面不适，能清风热、通经络、止痹痛，可缓解风寒、过劳等诱发的头面不适。

主治病症

偏头痛、目眩、惊痫、面瘫、小儿惊风、三叉神经痛、呕吐等。

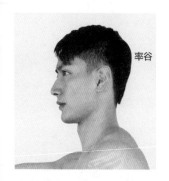

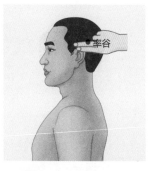

穴位定位：位于头部，当耳尖直上入发际1.5寸，角孙直上方。

简便取穴：露出头侧面，在耳尖直上2横指（中指第2指节）处。

天冲

——祛风定惊消肿痛

天冲功能在于通也。所治为头痛、癫痫、风痉、龈肿、善惊及诸头脑之疾，而以通法为主，故名"天冲"。

主治病症

头痛、耳鸣、齿龈肿痛、项强、癫痫、惊悸、善惊、牙龈炎、甲状腺肿大等。

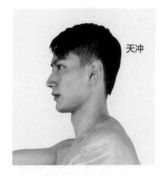

穴位定位：位于头部，耳根后缘直上，入发际2寸，率谷穴后0.5寸处。

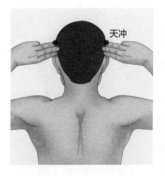

简便取穴：将示指、中指和无名指并拢平贴于耳尖后，示指位于耳尖后发际，无名指所在位置的穴位即为此穴。

阳白

——疏风热、利头目

阳白为足少阳阳维之会，位于额头、眉毛之上，能疏风清热、清头明目，主要用于治疗头部、眼部不适。

主治病症

头痛、眩晕、面瘫、近视、沙眼等病症。

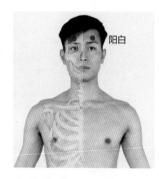

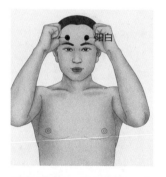

穴位定位：位于前额部，目正视，当瞳孔直上，眉上1寸处。

简便取穴：露出眉脸，在眉毛中点直上1横指处。

风池

——祛风通络止疼痛

风池为足少阳阳维之会，位于后颈部，"头目风池主"，此穴能提神醒脑，治疗风疾，对眼部疾病、颈椎病和头痛均有较好的治疗效果。

主治病症

头痛、眩晕、耳聋、中风、颈痛、口眼㖞斜等病症。

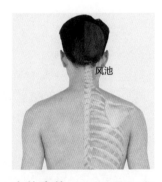

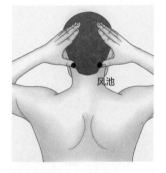

穴位定位：位于项部，当枕骨之下，与风府相平，胸锁乳突肌与斜方肌上端之间的凹陷处。

简便取穴：举臂抬肘，肘约与肩同高，屈肘向头，双手置于耳后，掌心向内，指尖朝上，4指轻扶头两侧。拇指指腹的位置即为此穴。

肩井

——治肩病、通乳房

肩井位于肩部，颈肩病变者常在此穴有压痛，刺激本穴能改善肩部血液循环，使僵硬的肩膀逐渐得到放松，疼痛之感一扫而光。

主治病症

肩部酸痛、肩周炎、高血压、中风、落枕、缺乳等。

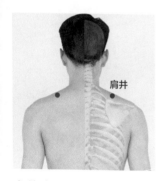

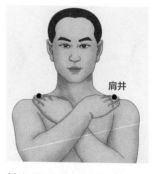

穴位定位：位于肩上，前直乳中，当大椎与肩峰端连线的中点上。

简便取穴：露出胸肩，把手放在肩上，以中间3指放在肩颈交会处，中指指腹所在位置即为此穴。

日月

—清肝利胆止痛

日月为胆经之募穴，能疏肝利胆、通络止痛，主要用于治疗肝胆病症及局部胸胁疼痛。

主治病症

胸胁痛、肋间神经痛、胃痛、呕吐、肝炎、黄疸等。

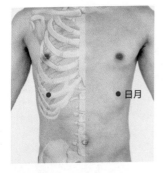

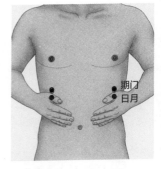

穴位定位：位于上腹部，当乳头直下，第7肋间隙，前正中线旁开4寸处。

简便取穴：露出胸部，从乳头直下寻摸3根肋骨，指下凹陷处，期门穴下1寸即为此穴。

京门

——清胆热、调二便

京门属于胆经穴位，亦为肾之募穴，位于腰侧，可清胆热、利小便、调胃肠，常用于治疗消化系统病症、泌尿系统疾病、局部腰肋痛等。

主治病症

小便不利、肾炎、腰肋痛、带状疱疹、水肿、呕吐、腹泻等。

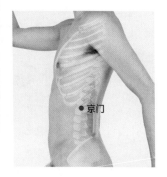

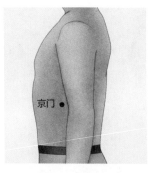

穴位定位：位于侧腰部，章门后1.8寸，当第12肋骨游离端的下方。

简便取穴：露出胸腹侧面，深吸气（肋骨更明显），从腰后肋下缘往前寻摸，至腰侧骨末端，其下凹陷处即为此穴。

带脉

——调经带治妇科病

带脉属足少阳胆经，是足少阳、带脉之会，常用于治疗经带异常、小腹痛等妇科病症及局部腰背疼痛等。

主治病症

月经不调、闭经、崩漏、盆腔炎、小腹疼痛。

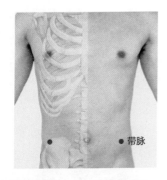

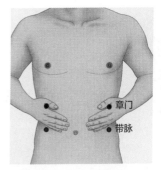

穴位定位：位于侧腹部，章门下1.8寸，当第11肋骨游离端下方垂线与脐水平线的交点上。

简便取穴：屈肘合腋时，肘尖正对的骨突作一垂线，与肚脐水平线的交点处，章门穴下1.8寸即为此穴。

环跳

——治疗腰腿痹痛

环跳位于臀部，近髋关节，主下肢动作，具有祛风化湿、强健腰膝的作用。经常刺激本穴，对于腰腿疼痛麻木有较好的疗效。

主治病症

下肢麻痹、坐骨神经痛、脚气、感冒、风疹等。

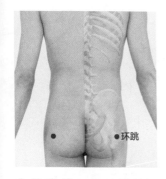

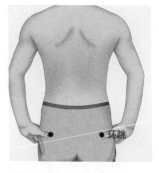

穴位定位：位于股外侧部，侧卧屈股，股骨大转子最高点与骶管裂孔连线的外1/3与中1/3交点处。

简便取穴：将双手插在臀部最高处，触到股骨大转子最高点及臀缝上一横指的凹陷，拇指指尖所指位置即为此穴。

风市

——缓解膝腿痹痛

风市位于大腿外侧，能祛风通络、舒筋止痛，是治疗下肢疼痛麻木、活动不利的常用穴位之一。

主治病症

下肢痿痹、腰腿疼痛、坐骨神经痛、偏瘫等。

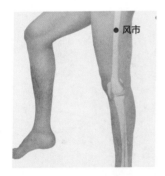

穴位定位：位于大腿外侧部的中线上，当腘横纹上7寸处。

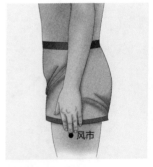

简便取穴：直立，手下垂于体侧，中指尖所到处即为此穴。

膝阳关

—— 滑利膝关节

膝阳关位于膝盖外侧，是治疗膝关节病变、腿部不适的常用穴位，能利关节、祛风湿、止痹痛。

主治病症

膝关节炎、下肢瘫痪、小腿麻木、坐骨神经痛等。

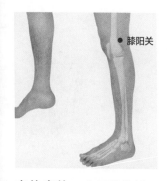

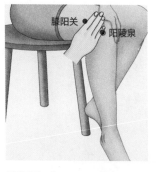

穴位定位：位于膝外侧，当阳陵泉上3寸，股骨外上髁上方的凹陷处。

简便取穴：正坐屈膝时，在膝盖外侧有一个凹陷点，阳陵泉穴上3寸处即为膝阳关穴。

阳陵泉

——可治胆病和筋病

阳陵泉为胆经的下合穴，"治腑者治其合"，此穴是治疗胆病的常用俞穴，也可治疗胆经通络上的病症。

主治病症

下肢痿痹、膝关节炎、口干舌苦、胸胁胀痛、小儿惊风等。

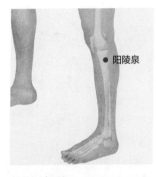

●阳陵泉

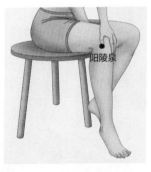

阳陵泉

穴位定位：位于小腿外侧，当腓骨小头前下方的凹陷中。

简便取穴：露出膝腿，找到膝盖外下方的骨头突起，用手掌轻握膝盖前下方，4指向内，拇指指腹所在位置即为此穴。

光明

——清肝胆、明目止痛

光明为胆经络穴，可联络肝胆气血，肝开窍于目，可循经远治目疾和肝胆病症，亦常用于下肢痹痛的治疗。

主治病症

目痛、夜盲症、青光眼、乳房胀痛、膝痛、下肢痿痹等。

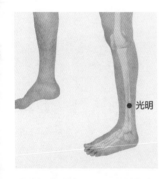

穴位定位：位于小腿外侧，当外踝尖上5寸，腓骨前缘。

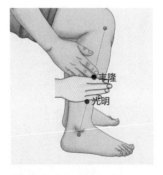

丰隆

光明

简便取穴：露出小腿，从外踝尖直上丈量4横指+3横指，作一水平线，或丰隆穴下3寸即为此穴。

悬钟

——清胆热、治骨病、养脑病

悬钟为八会穴之髓会。髓藏于骨、汇于脑，能滋养骨骼、化生血液，故此穴不仅可治疗胆经通络上的病症，还能治疗骨病、脑病。

主治病症

头痛、牙痛、胁痛等胆病；颈肩腰腿痛、半身不遂、痴呆等骨病、脑病。

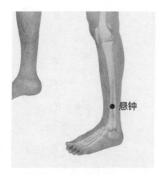

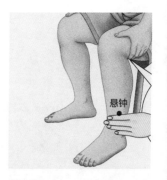

穴位定位：位于小腿外侧，当外踝尖上3寸，腓骨前缘。

简便取穴：露出小腿，从外踝尖直上丈量4横指，作一水平线，在此线上的小腿外侧骨头前缘凹陷处即为此穴。

侠溪

——清胆热、利头目

侠溪为胆经荥穴，能清胆泄热、通络止痛，可循经远治头面热证，亦可用于治疗局部腿脚疼痛。

主治病症

头痛、眩晕、目赤肿痛、中风、高血压、惊悸、耳鸣。

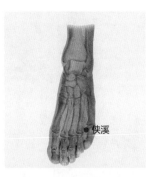

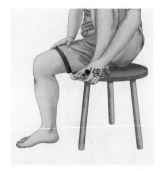

穴位定位：位于足背外侧，当第4、第5趾间，趾蹼缘后方赤白肉际处。

简便取穴：露出足背，在第4、第5趾缝后肤色改变处。

足窍阴

——清热利胆、开窍醒神

足窍阴位于足趾末端，为胆经之井穴，"上病下治"，多用于治疗头身热证、急性闭证，可清热泻火、开窍醒神。

主治病症

偏头痛、目眩、耳聋、耳鸣、失眠、目赤肿痛、胆囊炎、中风昏迷等。

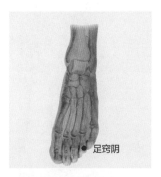

足窍阴

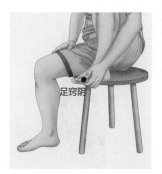

足窍阴

穴位定位：位于足第4趾末节外侧，距趾甲角0.1寸（指寸）处。

简便取穴：露出足趾背侧，在靠近小趾的第4趾爪甲外侧缘和基底部各作一线，相交处取穴。

第十三章 足厥阴肝经

足厥阴肝经为十二经脉之一。本经起于足大趾外侧甲角旁的大敦穴，上行绕阴器，至小腹，止于乳下2肋的期门穴，一侧有14个穴位。本经腧穴主要治疗气机疏泄失调、肝病、妇科病、乳房两胁病、血液循环系统疾病以及经脉循行部位的其他病症，如胸闷、胁痛、乳房胀痛、黄疸、月经不调、带下、高血压、呃逆、疝气、少腹痛等。

足厥阴肝经经穴

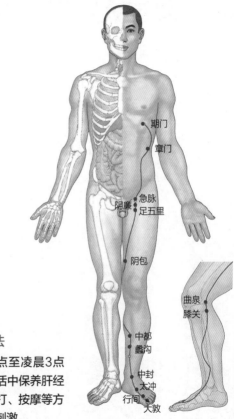

期门
章门
急脉
阴廉
足五里
阴包
曲泉
膝关
中都
蠡沟
中封
太冲
行间
大敦

肝经保养方法

肝经在凌晨1点至凌晨3点循行。日常生活中保养肝经可用刮痧、敲打、按摩等方法对肝经进行刺激。

穴位	定位	主治病症
大敦	位于足大趾末节外侧，距趾甲角0.1寸（指寸）。	疝气、崩漏、阴挺、癫痫、闭经、足趾肿痛等。
行间	位于足背侧，当第1、第2趾间，趾蹼缘的后方赤白肉际处。	耳鸣、耳聋、眩晕、口眼喎斜、阳痿、崩漏、月经不调等。
太冲	位于足背侧，当第1跖骨间隙的后方凹陷处。	头晕、眩晕、遗尿、月经不调、烦闷、脾气暴躁等。
中封	位于足背侧，当足内踝前，商丘与解溪连线之间，胫骨前肌腱的内侧凹陷处。	阴茎痛、疝气、胁肋痛、小便不利、腹痛等。
蠡沟	位于小腿内侧，当足内踝尖上5寸，胫骨内侧面的中央。	下肢痹痛、月经不调、遗尿、睾丸肿痛、疝气、崩漏、胸闷等。
中都	位于小腿内侧，当足内踝尖上7寸，胫骨内侧面的中央。	小腹痛、疝气、遗精、痛经、崩漏、带下异常等。
膝关	位于小腿内侧，当胫骨内上髁的后下方，阴陵泉穴后1寸，腓肠肌内侧头的上部。	膝膑肿痛、下肢痹痛、膝关节炎等。

穴位	定位	主治病症
曲泉	位于膝内侧，屈膝，当膝关节内侧面横纹内侧端，股骨内侧髁的后缘，半腱肌、半膜肌止端的前缘凹陷处。	膝痛、下肢痹痛、遗精、阴痒、膝关节炎、痛经、带下异常等。
阴包	位于大腿内侧，当股骨上髁上4寸，股内肌与缝匠肌之间。	月经不调、崩漏、带下异常、痛经、盆腔炎、腿内侧痛等。
足五里	位于大腿内侧根部，当气冲直下3寸，耻骨结节的下方，长收肌的外缘。	腹痛、腹胀、腹泻、便秘、阳痿、早泄、遗精、带下异常等。
阴廉	位于大腿内侧根部，当气冲直下2寸，耻骨结节的下方，长收肌的外缘。	腹痛、腹泻、月经不调、子宫内膜炎、盆腔炎等。
急脉	位于耻骨结节的外侧，当气冲外下方腹股沟股动脉搏动处，前正中线旁开2.5寸处。	下肢冷痛麻木、睾丸肿痛、疝气、卵巢囊肿等。
章门	位于侧腹部，当第11肋游离端的下方。	腹痛、腹胀、胸胁痛、胸闷、肋间神经痛、痞块等。
期门	位于胸部，当乳头直下，第6肋间隙，前正中线旁开4寸处。	胸胁痛、胸闷、吞酸、呕吐、痞块等。

大敦

——清热健脾、调经带

大敦为肝经起始处。肝主气机疏泄，能促进消化吸收、调节生殖系统，可藏血生血，故本穴可用于治疗气滞疼痛、经带异常、脾胃不调等病症。

主治病症

疝气、胸胁痛、月经不调、带下异常、尿赤、失眠、烦热、目赤肿痛等。

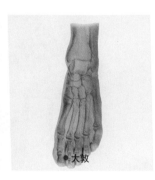

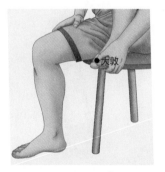

穴位定位：位于足大趾末节外侧，距趾甲角0.1寸处。

简便取穴：正坐垂足，屈曲左膝，抬一足置于椅上，用一手轻握左脚趾，4指在下，弯曲大拇指，以指甲尖垂直掐按穴位即是。

行间

——清肝、熄风、止痛

行间为肝经荥穴，可治疗热证及肝经风热上扰所致病症，也可用于治疗肝热所致经带异常、气滞疼痛病症。

主治病症

头痛、高血压、耳鸣、眩晕、崩漏、月经先期、烦热胁痛、乳腺增生等。

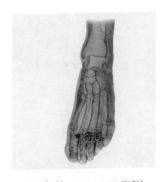

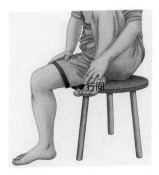

穴位定位：位于足背侧，当第1、第2趾间，趾蹼缘的后方赤白肉际处。

简便取穴：露出足背，在第1、第2趾缝后肤色改变处。

太冲

——降压祛火不暴躁

太冲为足厥阴肝经之腧穴，又称"消气穴"，人在生气后按此穴有消气作用。此穴能疏肝养血、清利下焦，按之可调节心胸气血。

主治病症

头晕、眩晕、中风、黄疸、胁痛、烦闷、遗尿、月经不调、足跗肿痛等。

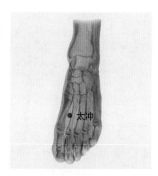

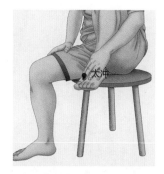

穴位定位：位于足背侧，当第1跖骨间隙后方凹陷处。

简便取穴：正坐垂足，曲左膝，举脚置座椅上，手掌朝下置于脚背，弯曲中指，中指尖所在的位置即为此穴。

蠡沟

——清湿热、行气血

蠡沟为足厥阴肝经之络穴，能治疗肝胆病症，常用于治疗气机瘀滞、湿热内蕴所致的泌尿生殖系统病变和精神疾病，改善血液循环。

主治病症

下肢痹痛、月经不调、崩漏、梅核气、胸闷烦热等。

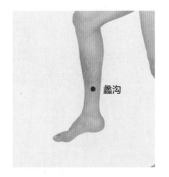

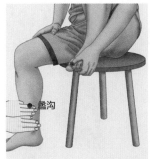

穴位定位：位于小腿内侧，当足内踝尖上5寸，胫骨内侧面的中央。

简便取穴：露出小腿，从内踝尖直上丈量4横指+3横指，作一水平线，在此线上的胫骨内侧面中点处取穴。

章门

——疏肝气、健脾胃、调经带

章门为脾之募穴，亦是脏会穴，能疏肝健脾、统治五脏疾病。刺激该穴可以增加胆汁分泌、促进消化，也能畅情志、调经带、行气血。

主治病症

腹痛、腹胀、胸胁痛、吞酸、月经不调、抑郁等。

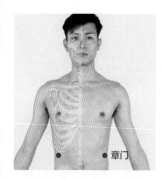

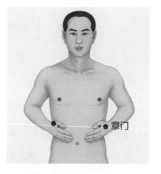

穴位定位：位于侧腹部，当第11肋游离端的下方。

简便取穴：双手掌心向下，指尖朝下，放在双乳下，肋骨上。用拇指、示指直下掌根处所按穴位即是。

期门

——疏肝健脾、行气止痛

期门属足厥阴肝经。刺激本穴，能疏肝健脾、理气止痛，缓解消化系统病症、气机疏泄失调症状和局部胸腹不适症状。

主治病症

胃肠炎、反酸口苦、胸闷胁痛、肋间神经痛、高血压、乳腺增生、肝脾肿大等。

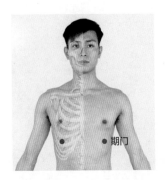

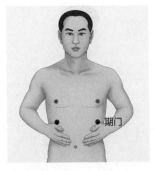

穴位定位：位于胸部，当乳头直下，第6肋间隙，前正中线旁开4寸处。

简便取穴：举双手，掌心向下，指尖相对，放在双乳下，肋骨上，拇指根处所按穴位即是。

第十四章 任脉

任脉为奇经八脉之一，起于小腹内胞宫，下出会阴，沿前正中线上行，与督脉相交于龈交穴；绕鼻旁上至眼眶下，与足阳明胃经交于承泣穴，共有24个穴位。本经腧穴主要治疗头颈胸腹不适、泌尿生殖系统病变、消化系统病症、气血阴阳失调症状等，部分腧穴有强壮作用或可治神志病。

任脉经穴

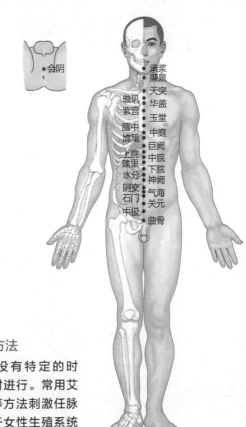

会阴

承浆
廉泉
天突
华盖
璇玑
紫宫
玉堂
膻中
中庭
鸠尾
巨阙
上脘
中脘
建里
下脘
水分
神阙
阴交
气海
石门
关元
中极
曲骨

任脉保养方法

任脉保养没有特定的时间，可随时进行。常用艾灸、刮痧等方法刺激任脉穴位，对于女性生殖系统有良好的保健养生作用。

穴位	定位	主治病症
会阴	位于会阴部，男性当阴囊根部与肛门连线的中点，女性当大阴唇后联合与肛门连线的中点。	尿道炎、阴囊湿疹、阴茎痛、阳痿、遗精、阴道炎、外阴炎、月经不调、闭经、子宫脱垂、痔疮、脱肛、昏迷、癫痫等。
曲骨	位于下腹部，当前正中线上，耻骨联合上缘的中点处。	月经不调、痛经、遗精、阳痿、阴囊湿疹等。
中极	位于下腹部，前正中线上，当脐中下4寸处。	精力不济、月经不调、遗精、膀胱炎等。
关元	位于下腹部，前正中线上，当脐中下3寸处。	痛经、月经不调、带下异常、盆腔炎、失眠、脱肛等。
石门	位于下腹部，前正中线上，当脐中下2寸处。	腹痛、疝气、水肿、带下异常、崩漏等。
气海	位于下腹部，前正中线上，当脐中下1.5寸处。	四肢无力、大便不通、遗尿、阳痿、下腹疼痛等。
阴交	位于下腹部，前正中线上，当脐中下1寸处。	腹痛、水肿、疝气、鼻出血、脐周痛、月经不调、带下异常等。
神阙	位于腹中部，脐中央。	四肢冰冷、脱肛、腹痛、泄泻、水肿、虚脱、脐周痛、便秘等。

穴位	定位	主治病症
水分	位于上腹部,前正中线上,当脐中上1寸处。	反胃、胃下垂、腹胀、腹痛、胃炎、水肿等。
下脘	位于上腹部,前正中线上,当脐中上2寸处。	饮食不化、胃溃疡、腹胀、腹痛、腹泻、便秘等。
建里	位于上腹部,前正中线上,当脐中上3寸处。	食欲不振、胃痛、胃下垂、腹胀、腹痛、泄泻等。
中脘	位于上腹部,前正中线上,当脐中上4寸处。	疳积、便秘、腹胀、呕吐、胃肠炎、消化不良等。
上脘	位于上腹部,前正中线上,当脐中上5寸处。	消化不良、水肿、纳呆、癫痫、腹泻、腹胀等。
巨阙	位于上腹部,前正中线上,当脐中上6寸处。	胸痛、胸闷、呕吐、腹泻、消化不良等。
鸠尾	位于上腹部,前正中线上,当剑胸结合部下1寸处。	心痛、心悸、癫病、惊狂、咳嗽、气喘等。
中庭	位于胸部,当前正中线上,平第5肋间,即剑胸结合部。	咳嗽、哮喘、心痛、胸闷等。

穴位	定位	主治病症
玉堂	位于胸部,当前正中线上,平第3肋间。	咳嗽、气喘、胸痛、咽喉肿痛等。
膻中	位于胸部,当前正中线上,平第4肋间,两乳头连线的中点。	呼吸困难、心悸、心绞痛、胸痛、胸闷、支气管炎等。
紫宫	位于胸部,当前正中线上,平第2肋间。	气喘、咳嗽、胸痛、胸闷、喉痹、胸膜炎、肺炎等。
华盖	位于胸部,当前正中线上,平第1肋间。	气喘、咳嗽、胸胁胀痛、胸闷、胸膜炎等。
璇玑	位于胸部,当前正中线上,胸骨上窝中央下1寸处。	胸痛、喉痹咽肿、咳嗽、气喘等。
天突	位于颈部,当前正中线上,胸骨上窝中央(胸骨柄上窝凹陷处)。	哮喘、支气管炎、胸闷、胸中气逆、咽喉肿痛等。
廉泉	位于颈部,当前正中线上,结喉上方,舌骨上缘的凹陷处。	口舌生疮、舌炎、喉痹、中风失语、聋哑、消渴等。
承浆	位于面部,当颏唇沟的正中凹陷处。	口眼㖞斜、牙痛、口舌生疮、中风昏迷、面瘫等。

中极

—补肾利尿调经带

中极位于下腹部，属任脉，为足三阴、任脉之会，也是膀胱之募穴，常用于治疗泌尿生殖系统病症，具有补肾调经、清热利湿的作用。

主治病症

痛经、月经不调、带下异常、遗精、膀胱炎、尿路感染等。

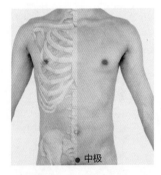

穴位定位：位于下腹部，前正中线上，当脐中下4寸处。

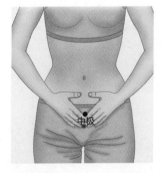

简便取穴：平卧，露出腹部，在肚脐直下4横指+1横指处。或肚脐与其直下骨头上缘连线的下1/5交点处。

关元

——调理冲任补元气

关元是体内阳气所在之地，更是精气化生之所，是男子藏精、女子藏血之处，主生殖，常用于治疗元气虚损病症、生殖系统病症。

主治病症

痛经、子宫脱垂、失眠、脱肛、腹泻、体质虚弱、肾虚气喘、尿频等。

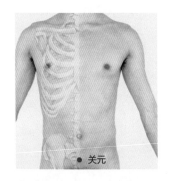

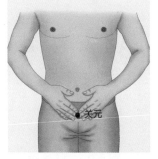

穴位定位：位于下腹部，前正中线上，当脐中下3寸处。

简便取穴：平卧，露出腹部，在肚脐直下4横指处。或肚脐与其直下骨上缘连线的下2/5交点处。

气海

——益气、行气治气疾

气海为人体先天元气聚会之处，主一身气机。有调气机、益元气、补肾虚、固精血之功效，常用于治疗泌尿生殖系统病症、腰腹不适。

主治病症

四肢无力、厥逆、遗尿、尿频、下腹疼痛、月经不调、大便不通、腹泻等。

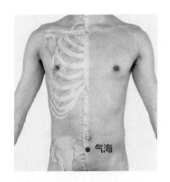

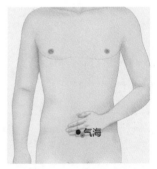

穴位定位：位于下腹部，前正中线上，当脐中下1.5寸处。

简便取穴：平卧，露出腹部，在肚脐直下2横指处。或肚脐与其直下骨上缘连线的上3/10交点处。

神阙

——温中补虚更长寿

神阙即肚脐，是任脉上的要穴，亦为长寿穴之一，此处禁针刺。常刺激此穴，能通阳固本、调脏腑，对脾胃病症、虚损疾病等有很好的疗效。

主治病症

四肢冰冷、脱肛、腹痛、脐周痛、便秘、痛经、子宫脱垂、遗尿等。

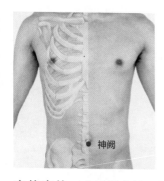

穴位定位：位于腹中部，脐中央。

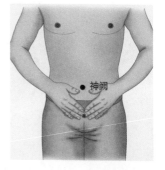

简便取穴：露出腹部，肚脐所在即为此穴。

中脘

——养胃强身健体

中脘属任脉，是八会穴之腑会、胃之募穴，在胃的体表区域，可反映胃的运化功能。刺激此穴，能调节胃肠功能、温中补虚。

主治病症

疳积、便秘、腹胀、呕吐、胃痛、消化不良、胃肠炎、反酸、身体虚弱等。

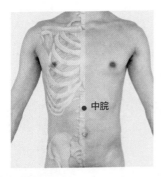

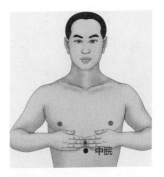

穴位定位：位于上腹部，前正中线上，当脐中上4寸处。

简便取穴：平卧，露出腹部，伸双手向胸，手掌放松，约成瓢状，掌心向下，两手小指连线终点所在的位置即为此穴。

膻中

——宽胸膈、强体质

膻中属任脉，有调畅上焦心胸气机的作用，可利上焦、宽胸膈、降气通络。穴下有人体的免疫器官胸腺，按之还可增强人体免疫力。

主治病症

呼吸困难、哮喘、心悸、心绞痛、胸痛、胸闷、乳腺增生、胸膜炎等。

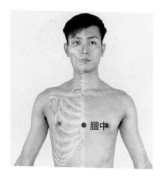

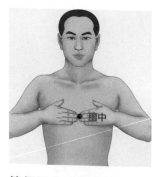

穴位定位：位于胸部，当前正中线上，平第4肋间，两乳头连线的中点。

简便取穴：露出胸部，双手向胸，手掌放松，约成瓢状，掌心向下，中指指尖置于双乳的中点位置即是。

廉泉

——利喉舒舌、消肿止痛

廉泉有利喉舒舌、消肿止痛的作用。烟瘾较大的男性，经常刺激该穴可防治咽炎，尤其是急性咽炎见效很快。

主治病症

口舌生疮、舌炎、喉痹、中风失语、聋哑、消渴等。

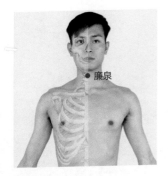

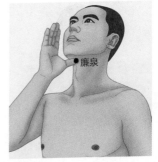

穴位定位：位于颈部，前正中线上，结喉上方，舌骨上缘的凹陷处。

简便取穴：下巴微抬，手掌虎口张开，将拇指跟置于下巴处，拇指指尖所在位置即为此穴。

第十五章 督脉

督脉为奇经八脉之一，起于小腹内胞宫，下出会阴部，从后正中线上行至头部前正中线，止于上齿正中的龈交穴，共有28个穴位。本经腧穴主要治疗头、颈、背、腰、骶尾部不适，神经系统病症，脊柱病症，五脏六腑病症，生殖系统病症，热证，湿证，气血经络不通等。

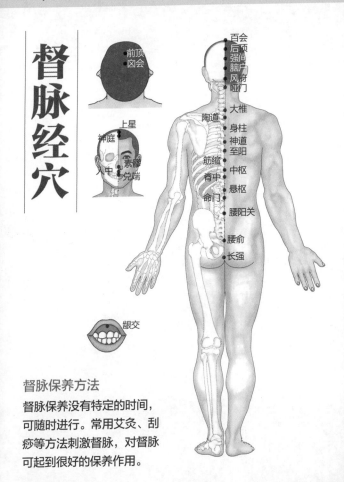

督脉经穴

督脉保养方法

督脉保养没有特定的时间，可随时进行。常用艾灸、刮痧等方法刺激督脉，对督脉可起到很好的保养作用。

穴位	定位	主治病症
长强	位于尾骨端下0.5寸,当尾骨端与肛门连线的中点处。	痔疮、泄泻、便秘、腰脊痛、尾骶骨痛、腰神经痛等。
腰俞	位于骶部,当后正中线上,适对骶管裂孔。	腰脊冷痛、下肢痿痹、月经不调、痔疮等。
腰阳关	位于腰部,当后正中线上,第4腰椎棘突下凹陷中。	坐骨神经痛、腰腿痛、腰椎间盘突出、遗精、阳痿、下肢痿痹等。
命门	位于腰部,当后正中线上,第2腰椎棘突下凹陷中。	遗尿、尿频、赤白带下、月经不调、腰痛、脊强反折、手足逆冷等。
悬枢	位于腰部,后正中线上,第1腰椎棘突下凹陷中。	腹胀、腹痛、完谷不化、泄泻、痢疾、痔疮等。
脊中	位于背部,当后正中线上,第11胸椎棘突下凹陷中。	胃痛、腹胀、腹泻、胸闷、风湿痛、脱肛等。
中枢	位于背部,当后正中线上,第10胸椎棘突下凹陷中。	食欲不振、胃痛、黄疸、腰痛、半身不遂、胸腹胀满等。
筋缩	位于背部,当后正中线上,第9胸椎棘突下凹陷中。	下肢痿痹、神经衰弱、癫痫、抽搐、胸闷等。
至阳	位于背部,当后正中线上,第7胸椎棘突下凹陷中。	胃痉挛、膈肌痉挛、胸闷、咳嗽、气喘、黄疸等。

穴位	定位	主治病症
灵台	位于背部，当后正中线上，第6胸椎棘突下凹陷中。	喘哮久咳、胃痛、胃痉挛、胸闷、胸痛等。
神道	位于背部，当后正中线上，第5胸椎棘突下凹陷中。	咳嗽、哮喘、心悸、心痛、神经衰弱、脊背强痛、失眠等。
身柱	位于背部，当后正中线上，第3胸椎棘突下凹陷中。	咳嗽、哮喘、肺炎、头痛、感冒、脊背强痛等。
陶道	位于背部，当后正中线上，第1胸椎棘突下凹陷中。	头痛、恶寒发热、咳嗽、角弓反张、落枕、肩周炎等。
大椎	位于后正中线上，第7颈椎棘突下凹陷中。	风疹、热病、呃逆、项强、骨蒸潮热、五劳虚损等。
哑门	位于项部，当后发际正中直上0.5寸，第1颈椎棘突下。	暴喑、舌强不语、癫痫、头痛、头晕、癔症、项强等。
风府	位于项部，当后发际正中直上1寸，枕外隆凸直下，两侧斜方肌之间凹陷中。	失声、癫痫、中风、头痛、头晕、失眠等。
脑户	位于头部，后发际正中直上2.5寸，风府上1.5寸，枕外隆凸的上缘凹陷处。	头晕、头痛、目赤肿痛、目外眦痛、牙痛、癫痫、失声等。
强间	位于头部，当后发际正中直上4寸，脑户穴上1.5寸。	头痛、目眩、头晕、心烦、失眠、神经衰弱等。

穴位	定位	主治病症
百会	位于头部，当前发际正中直上5寸，或两耳尖连线的中点处。	脱发、中风失语、头痛、鼻塞、眩晕等。
后顶	位于头部，当后发际正中直上5.5寸（脑户上3寸）处。	偏头痛、癫痫、项直颈痛、精神分裂症等。
前顶	位于头部，当前发际正中直上3.5寸（百会前1.5寸）处。	头痛、头晕、目眩、目赤肿痛、癫痫等。
囟会	位于头部，当前发际正中直上2寸（百会前3寸）处。	心悸、头痛、目赤肿痛、鼻炎、鼻出血、癫痫等。
上星	位于头部，当前发际正中直上1寸处。	头痛、目赤肿痛、癫痫、热病等。
神庭	位于头部，当前发际正中直上0.5寸处。	失眠、头痛、心悸、记忆力减退、癫痫等。
素髎	位于面部，当鼻尖的正中央。	鼻渊、鼻出血、喘息、昏迷、惊厥等。
水沟	位于面部，当人中沟的上1/3与中1/3交点处。	晕厥、口角㖞斜、癫痫、中风昏迷、腰背强痛等。
兑端	位于面部，当上唇的尖端，人中沟下端的皮肤与唇的移行部。	消渴、癫痫、口眼㖞斜、口疮、齿龈肿痛、口腔溃疡、牙痛、鼻衄等。
龈交	位于上唇内，唇系带与上齿龈的相接处。	牙龈肿痛、口臭、牙痛、面赤颊肿、面部疮癣、两腮生疮、鼻塞等。

长强

—— 通经络、调肛肠

长强为督脉之络穴，在尾骨与肛门之间，可治疗肛肠病症、小腹和腰骶部不适，也可治疗督脉病症。

主治病症

痔疮、脱肛、泄泻、便秘、腰脊痛、尾骶骨痛、腰神经痛、前列腺炎等。

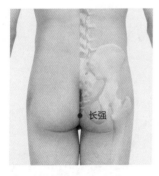

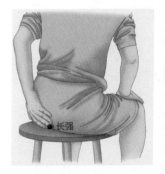

穴位定位：位于尾骨端下0.5寸，当尾骨端与肛门连线的中点处。

简便取穴：露出臀部，此穴在臀缝尾骨尖端下方的凹陷中。

腰阳关

——行气血、止痹痛

腰阳关位于后腰，其下布有神经血管，可调节下肢和下腹部的功能和运动。故刺激此穴，可治疗下肢神经病症、小腹盆腔内脏器疾病。

主治病症

坐骨神经痛、腰腿痛、下肢无力、月经不调、盆腔炎等。

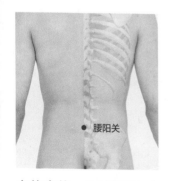

腰阳关

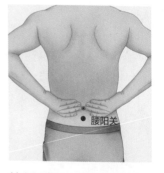

腰阳关

穴位定位：位于腰部，当后正中线上，第4腰椎棘突下凹陷中。

简便取穴：以两手掐腰，虎口正对胯骨，示指尖处即是第4腰椎棘突，其下凹陷处即为此穴。

命门

——益气、壮阳

命门与腹部的神阙（肚脐）遥遥相对、前后呼应。刺激此穴，有调节生殖系统功能、培元固本、强健腰膝、疏经通络的作用。

主治病症

遗尿、尿频、赤白带下、习惯性流产、子宫脱垂、腰痛、手足逆冷等。

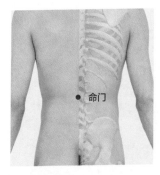

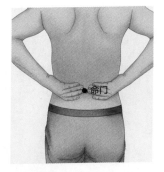

穴位定位：位于腰部，当后正中线上，第2腰椎棘突下凹陷中。

简便取穴：以两手掐腰，虎口正对胯骨，中指尖处即是第2腰椎棘突，其下凹陷处即为命门穴。

身柱

——调心肺、通阳脉

身柱位于背部，近心肺，故可治疗心肺疾患。本穴在脊柱上，脊内有神经、骨髓，故可治疗督脉远端病症、神经精神疾病和肩背部不适。

主治病症

咳嗽、哮喘、肺炎、心悸、失眠多梦、头痛、感冒、癫痫、胸背痛等。

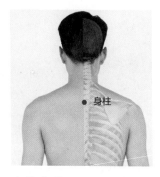

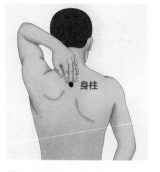

穴位定位：位于背部，当后正中线上，第3胸椎棘突下凹陷中。

简便取穴：正坐低头，手摸颈背相接处，低头时颈后突起的骨头即是第7颈椎棘突，往下数3个骨突，其下凹陷处即为此穴。

大椎

——通络退热散外邪

大椎是手足三阳、督脉之会，被誉为"万能的大椎穴"。本穴主治热病及外感之邪，也用于治疗肩颈脊柱和脊神经病症。

主治病症

高热、疟疾、感冒、头痛、颈肩痛、落枕、癫痫等。

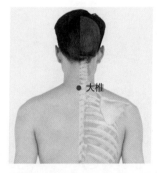

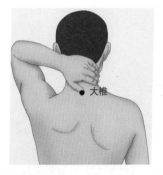

穴位定位：位于后正中线上，第7颈椎棘突下凹陷中。

简便取穴：正坐低头，手摸颈背相接处，低头时颈后突起的骨头即是第7颈椎棘突，其正下方凹陷处即为大椎穴。

哑门

——利舌咽、调神志、通脉络

哑门为督脉、阳维脉之会，人系舌本，别名舌厌，深处有脊髓、神经，常用于治疗舌咽病变、神经病症、精神疾病、局部头项僵痛等。

主治病症

中风昏迷、癫痫、癔症、头痛、头晕、耳聋、暴喑、咽喉炎、舌强不语等。

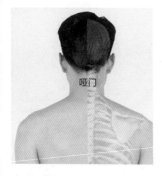

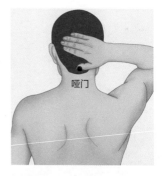

穴位定位：位于项部，当后发际正中直上0.5寸，第1颈椎棘突下。

简便取穴：露出后头，在后正中线上，于后发际线上半横指处即为此穴。

风府

——祛风通络止痹痛

风府位于头后下方，当风邪易侵之处，常用本穴治疗与风寒有关的疾病，也是治疗头项不适、脊柱和神经病症、精神病的常用穴位。

主治病症

失声、癫痫、中风、头痛、头晕、失眠、落枕等。

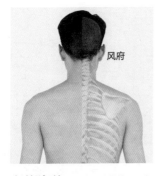

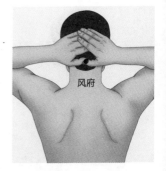

穴位定位：位于项部，当后发际正中直上1寸，枕外隆凸直下，两侧斜方肌之间凹陷中。

简便取穴：露出后头，在后正中线上，于后发际线上1横指的凹陷处即是。

百会

——通百脉、提神益智

百会穴居颠顶，其深处即为脑之所在，是调节脑功能的要穴。百会治疗病症颇多，为临床常用穴之一，对于调节机体的阴阳平衡起着重要作用。

主治病症

脱发、中风、头痛、鼻塞、眩晕、子宫脱垂、脱肛、抑郁等。

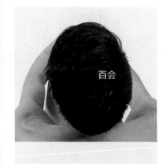

百会

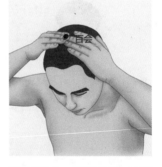

百会

穴位定位：位于头部，当前发际正中直上5寸，或两耳尖连线的中点处。

简便取穴：露出头部，两侧耳朵尖直上的头顶正中处。

上星

——熄风清热通鼻窍

上星穴位于头上，如星在上天，故名上星。上星主要用于治疗头面、眼鼻疾患等。经常刺激本穴，有熄风清热、宁神通鼻的作用。

主治病症

头痛、目赤肿痛、癫痫、疟疾、热病等病症。

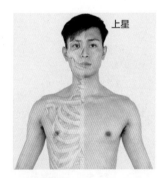

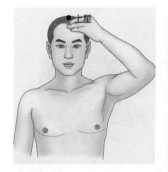

穴位定位：位于头部，当前发际正中直上1寸处。

简便取穴：举手过头，掌心朝下，手掌朝下，手掌放松，自然弯曲，指尖下垂，约成瓢状。示指指尖触碰处即为此穴。

神庭

——改善头面气血循环

神庭在额头之上，是治疗头面不适的常用穴位，能疏通经络、祛风散邪，也能舒缓头部神经，改善头部血液循环。

主治病症

头痛、记忆力减退、癫痫、目赤、鼻塞、失眠、心悸等。

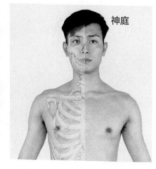

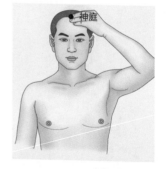

穴位定位：位于头部，当前发际正中直上0.5寸处。

简便取穴：露出头部，在前正中线上，于前发际线上半横指处即是。

水沟（人中）

——急救要穴

水沟（人中）是一个重要的急救穴位，急救时可指掐或针刺该穴。此穴可以用于治疗中暑、昏迷、晕厥、低血压、休克、一氧化碳中毒、全身麻醉过程中出现的呼吸骤停等。

主治病症

癫痫、中风昏迷、中暑、小儿惊风、面部肿痛、牙痛、腰背强痛等。

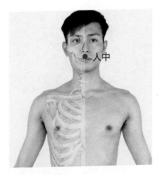

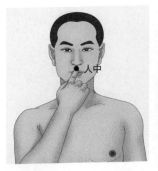

穴位定位：位于面部，当人中沟的上1/3与中1/3交点处。

简便取穴：露出面部，在鼻下上嘴唇沟的上1/3与下2/3交点处。

第十六章 经外奇穴

经外奇穴不属于十四经穴,是指既有定名,又有定位,临床用之有效的腧穴,简称为奇穴。经外奇穴,大部分是在阿是穴的基础上发展而来的,分布较散。本经腧穴多用于治疗局部病症或特定疾病。

经外奇穴

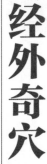

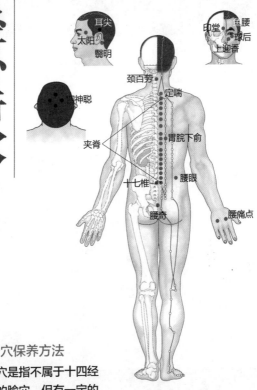

经外奇穴保养方法

经外奇穴是指不属于十四经脉系统的腧穴，但有一定的治疗作用。经常刺激经外奇穴，有助于调节脏腑功能。

穴位	定位	主治病症
四神聪	位于头顶部，当百会前后左右各1寸，共4穴。	头痛、眩晕、失眠、健忘、神经衰弱、癫痫等。
印堂	位于额部，当两眉头的正中。	头痛、头晕、三叉神经痛、失眠多梦、鼻衄、鼻渊等。
鱼腰	位于额部，瞳孔直上，眉毛中。	近视、沙眼、视神经炎、目赤肿痛、口眼㖞斜、面神经麻痹等。
太阳	位于颞部，当眉梢与目外眦之间，向后约1横指的凹陷处。	偏头痛、头痛、神经衰弱、眼睛疲劳、牙痛、三叉神经痛等。
耳尖	位于耳郭的上方，当折耳向前，耳郭上方的尖端处。	沙眼、眼生翳膜、喉痹、目赤肿痛、急性结膜炎等。
球后	位于面部，当眶下缘外1/4与内3/4交界处。	视神经炎、视神经萎缩、青光眼、近视等眼部疾病。
上迎香	位于面部，当鼻翼软骨与鼻甲的交界处，近鼻唇沟上端。	鼻塞、鼻渊、鼻部疮疖等鼻部疾病。
翳明	位于项部，当翳风后1寸处。	头痛、耳鸣、失眠、近视、远视、脑供血不足等。
颈百劳	位于项部，当大椎直上2寸，后正中线旁开1寸处。	哮喘、颈项强痛、角弓反张、落枕、脑供血不足等。
定喘	位于背部，当第7颈椎棘突下，旁开0.5寸。	喘哮久咳、百日咳、支气管哮喘、颈肩痛等。
夹脊	位于背腰部，从第1胸椎至第5腰椎棘突下两侧，后正中线旁开0.5寸，一侧17个穴。	坐骨神经痛、腰痛、心肺疾病、肠胃疾病等。

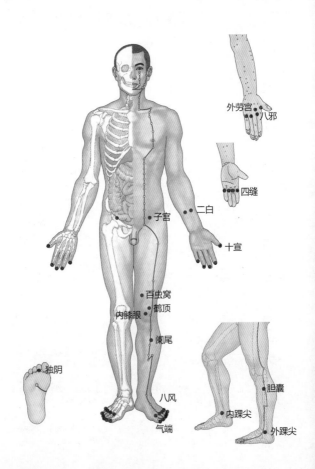

外劳宫
八邪
四缝
子宫
二白
十宣
百虫窝
鹤顶
内膝眼
阑尾
独阴
胆囊
八风
内踝尖
气端
外踝尖

穴位	定位	主治病症
二白	位于前臂掌侧，腕横纹上4寸，桡侧腕屈肌腱的两侧，一侧有2穴。	前臂痛、胸胁痛、痔疮、脱肛、肛裂出血等。
腰痛点	位于手背，第2、第3掌骨及第4、第5掌骨之间，腕横纹与掌指关节中点处，一侧2穴。	手背红肿疼痛、头痛、耳鸣、急性腰扭伤等。
外劳宫	位于手背，第2、第3掌骨之间，掌指关节后0.5寸处。	手背红肿疼痛、腹痛、身热、小儿惊风等。
八邪	位于手指背面，微握拳，第1至第5指间，各个手指的分叉处，共8个穴位。	手指关节疾病、头痛、咽痛等。
四缝	位于第2至第5手指掌面，中间指关节的中央，共8穴。	疳积、胃脘痛、哮喘等。
十宣	位于手十指尖端，距指甲游离缘0.1寸，左右共10个穴位。	失眠、高血压、手指麻木、癫病、惊厥等。
子宫	位于下腹部，当脐中下4寸，中极旁开3寸处。	月经不调、痛经、妇女不孕症等。
胃脘下俞	位于背部，当第8胸椎棘突下，旁开1.5寸处。	消渴病、胃痛、胸胁痛、胸膜炎、胸闷等。
腰眼	位于腰部，当第4腰椎棘突下，旁开约3.5寸凹陷中。	坐骨神经痛、腰腿痛、腰骶疼痛、下肢痿痹等。
十七椎	位于腰部，当后正中线上，第5腰椎棘突下凹陷中。	下肢瘫痪、坐骨神经痛、腰腿疼痛、痛经、月经不调等。
腰奇	位于骶部，当尾骨端直上2寸，骶角之间凹陷处。	腰脊强痛、坐骨神经痛、便秘、头痛、失眠等。

穴位	定位	主治病症
百虫窝	屈膝，位于大腿内侧，髌底内侧端上3寸，即血海上1寸处。	风湿痒疹、下部生疮、下肢痿痹、皮肤疾病、蛔虫病等。
阑尾	位于小腿前侧上部，当犊鼻下5寸，胫骨前缘旁开1横指处。	急慢性阑尾炎、肠炎、消化不良、腹痛、吐泻等。
鹤顶	位于膝上部，髌底的中点上方凹陷处。	膝痛、腿痛、下肢麻痹、瘫痪等。
内膝眼	位于膝部，髌骨下方与髌韧带内侧凹陷中。	膝痛、腓肠肌痉挛、髌骨软化症、下肢麻木等。
胆囊	位于小腿外侧上部，当腓骨小头前下方凹陷处（阳陵泉）直下2寸处。	急慢性胆囊炎、胆结石、胆道蛔虫症、下肢痿痹等。
外踝尖	位于足外侧面，外踝的凸起处。	腓肠肌痉挛、脚气、踝关节肿痛、牙痛等。
内踝尖	位于足内侧面，内踝的凸起处。	小儿重舌、扁桃体炎、牙痛、脚气、踝关节肿痛等。
独阴	位于足第2趾的跖侧远侧趾间关节的中点处。	疝气、胃痛、心绞痛、足趾痛等。
八风	位于足背侧，第1至5趾间，趾蹼缘后方赤白肉际处，一侧4穴。	牙痛、头痛、足跗肿痛、足趾痛、风湿病等。
气端	位于足10趾尖端，距趾甲游离缘0.1寸，左右共10个穴位。	中风、脚气、足痛、足趾麻木等。

四神聪——缓解头脑与神志病症

四神聪位于头顶，常用于治疗头面与神志病证。按摩此穴能刺激大脑神经，舒缓情绪，促进睡眠，改善脑循环，提神益智。

主治病症

头痛、眩晕、失眠、健忘、神经衰弱、高血压等。

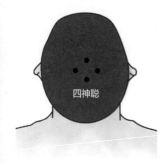

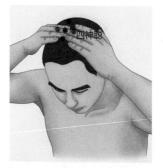

穴位定位：位于头顶部，当百会前后左右各1寸，共4穴。

简便取穴：露出头顶，在两耳尖直上头顶正中处找到百会穴，在其前后左右各1横指处。

印堂

—明目通鼻防感冒

印堂位于眉心，深处有头面神经、血管。经常刺激此穴，可增强鼻黏膜的抵抗力、刺激嗅觉功能，还能疏通头目气血，舒缓紧绷的脑神经。

主治病症

头痛、头晕、高血压、神经衰弱、三叉神经痛、失眠、眼疲劳、鼻塞、感冒等。

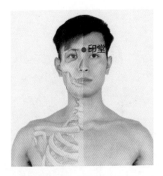

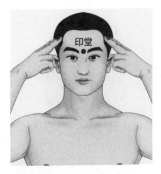

穴位定位：位于额部，两眉头的正中处。

简便取穴：露出脸部，在两眉头的中间部位。

鱼腰

——止痛明目精神爽

鱼腰位于眉弓中，头目难受时，按压此处常感到疼痛。刺激此穴，能缓解脑疲劳、眼疲劳、头面疼痛麻木等不适。

主治病症

近视、沙眼、视神经炎、视力下降、面神经麻痹、三叉神经痛、头昏胀痛等。

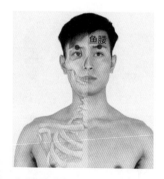

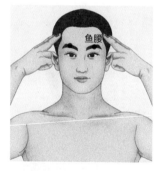

穴位定位：位于额部，瞳孔直上，眉毛中。

简便取穴：露出脸部，在眉毛的中点处取穴。

太阳

——缓解头目不适

太阳是常用穴位之一，位于头部骨板最薄部位，影响着头目感觉、血液运行、听觉和平衡感觉。按揉太阳穴可以缓解头部不适。

主治病症

偏头痛、眼睛疲劳、视力下降、牙痛、三叉神经痛、眉棱骨痛、感冒等。

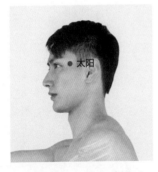

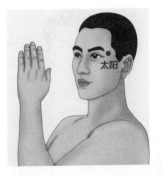

穴位定位：位于颞部，当眉梢与目外眦之间，向后约1横指的凹陷处。

简便取穴：露出脸侧，由眉梢到耳朵之间大约1/3，用手触摸最凹陷处即为此穴。

翳明

——聪耳明目头脑清

翳明，顾名思义，可以让被遮住的眼睛恢复明亮，故常用于治疗眼疾。穴居耳后，能祛风通络、清头明目，可治疗头面不适、耳疾等。

主治病症

头痛、耳鸣、失眠、近视、远视、目痛等。

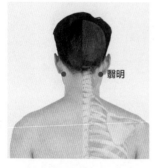

穴位定位：位于项部，当翳风后1寸处。

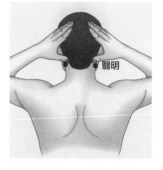

简便取穴：正坐或侧伏，耳垂微向内折，在乳突前方凹陷处往后1横指处。

颈百劳

——缓解颈疲劳

颈百劳位于颈后项部，顾名思义，常用于治疗颈部劳损产生的酸胀疼痛，能疏通气血经络、舒筋骨。

主治病症

哮喘、咳嗽、肺痨、支气管炎、颈项强痛、颈肩痛、角弓反张、落枕等。

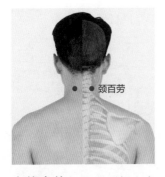

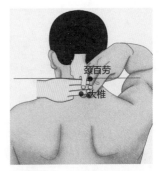

穴位定位：位于项部，当大椎直上2寸，后正中线旁开1寸处。

简便取穴：俯卧或坐位，找到颈后最高骨突下凹陷的大椎，在其上3横指处作一水平线，此线上与正中旁开1横指处即为此穴。

定喘

——止咳平喘治肺疾

定喘，顾名思义，能平定咳喘不适，此穴主要用于治疗呼吸道疾病并发咳喘症状，也能缓解局部肩背僵硬、疼痛。

主治病症

哮喘、慢性支气管炎、肺心病、久咳、百日咳、肩颈痛、颈椎病、落枕等。

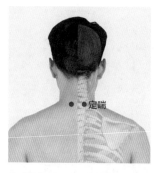

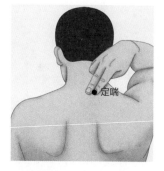

穴位定位：位于背部，第7颈椎棘突下，旁开0.5寸处。

简便取穴：俯卧或坐位，露出项部，找到颈后最高骨突下凹陷的大椎，与之左右各旁开0.5横指处的两穴即为定喘。

夹脊
——疏通经络身轻松

夹脊在背部脊柱旁，深处密布血管神经，支配着肢体和脏腑活动。刺激此穴，能调整脏腑气机、调节神经血管功能、通络止痛。

主治病症

坐骨神经痛、腰痛、心肺疾病、肠胃疾病、四肢不温等。

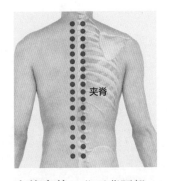

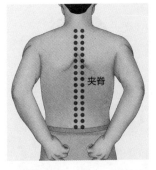

穴位定位：位于背腰部，从第1胸椎至第5腰椎棘突下两侧，旁开0.5寸，一侧17个穴。

简便取穴：俯卧，露出整个背部，稍拱起（棘突易触及），在胸椎、腰椎棘突下旁开0.5横指处。

胃脘下俞

——健脾和胃通肠道

胃脘下俞为经外奇穴名，有健脾和胃、理气止痛的作用，能够调节胃腑功能的运作，主治肠胃疾病。

主治病症

消渴、胃痛、胸胁痛、胸膜炎等。

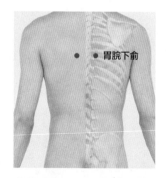

穴位定位：位于背部，当第8胸椎棘突下，旁开1.5寸。

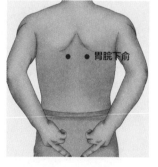

简便取穴：取正坐或俯卧姿势，由颈部往下找到第8胸椎棘突下，左右2横指宽处即为此穴。

腰眼

——疏通腰背能强肾

腰眼位于腰部两侧凹陷处，经常按摩腰眼处，能温煦肾阳、畅达气血、疏通带脉、强壮腰脊，有效地防治风寒湿热引起的腰部痹痛。

主治病症

坐骨神经痛、腰腿痛、腰骶疼痛、下肢痿痹、月经不调、带下异常、尿频等。

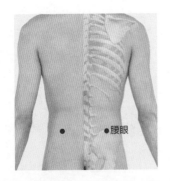

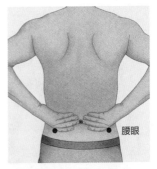

腰眼

穴位定位：位于腰部，当第4腰椎棘突下，旁开约3.5寸凹陷中。

简便取穴：正坐或者俯卧，找到第4腰椎棘突下的腰阳关处，向两侧用3横指+2横指丈量即为此穴。

十七椎

——强腰腿、理胞宫

十七椎位于腰骶部，能疏通腰背气血经络、调整小腹内脏器的功能，常用于治疗腰腿痛、肛肠病症、泌尿生殖系统疾病。

主治病症

下肢瘫痪、坐骨神经痛、腰腿疼痛、痛经、月经不调、痔疮、脱肛等。

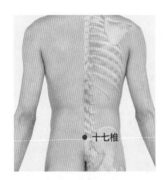

● 十七椎

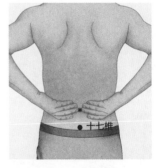

● 十七椎

穴位定位：位于腰部，当后正中线上，第5腰椎棘突下凹陷中。

简便取穴：两侧髂嵴最高点作一连线，此线与脊柱相交处即为腰3至腰4棘突间隙或腰4棘突，往下至第5腰椎棘突，其下凹陷处即为此穴。

腰痛穴

——通经络、治腰痛

腰痛穴，顾名思义，此穴可用于治疗腰部疼痛，有化瘀止痛、舒筋通络、化痰熄风之效。此穴位于手背掌骨间，亦能用于治疗手部痹痛。

主治病症

急性腰扭伤、腰肌劳损、腰痛、手背红肿疼痛、腕关节炎、小儿急惊风等。

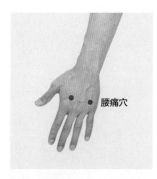

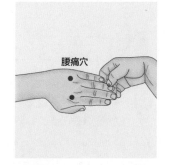

腰痛穴

穴位定位：位于手背，第2、第3掌骨及第4、第5掌骨之间，腕横纹与掌指关节中点处，一侧两穴。

简便取穴：伏掌，一穴在手背第2、第3掌骨间当掌骨长度之中点；另一穴在手背第4、第5掌骨间当掌骨长度之中点。

外劳宫

——通络止痛治落枕

外劳宫位于手背侧，与手掌侧的劳宫相对，属于经外奇穴，是治疗落枕的经验穴之一。若本穴处有压痛，多为提示有颈椎病。

主治病症

落枕、颈椎病、手背红肿疼痛、腹痛、小儿脐风等。

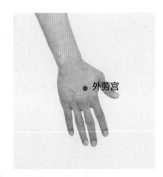

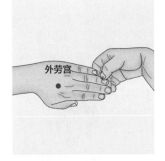

穴位定位：位于手背，第2、第3掌骨之间，掌指关节后0.5寸处。

简便取穴：俯掌，从示指、中指两指骨尽头起，往手臂方向一拇指宽的两掌骨间凹陷处即为此穴。

八邪

—清热解毒通经络

八邪位于手背指缝尽头，能祛风通络、清热解毒，主要用于治疗烦热、咽痛等头面热证和手部痹痛。

主治病症

手指关节疾病、头痛、咽痛、牙痛等。

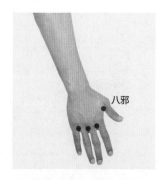

八邪

穴位定位：位于手指背面，微握拳，第1至第5指间，各个手指的分叉处，共8个穴位。

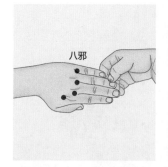

八邪

简便取穴：俯掌或握拳，在双手手背8个指缝尽头、肤色改变处。

四缝

——小儿疳积常用穴

四缝是治疗疳积的经验穴，常用针刺破挑疳积，挤出少量黄白色透明样黏液或血液。现其治疗范围在逐渐扩大，可用于治疗脾胃病症、湿热证等。

主治病症

疳积、百日咳、胃脘痛、哮喘、消化不良、腹痛、中暑、小儿惊风等。

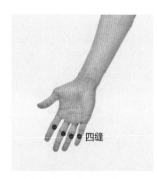

四缝

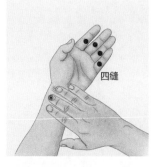

四缝

穴位定位：位于第2至第5手指掌面，中间指关节的中央，共8个穴位。

简便取穴：仰掌，手指平伸，在除拇指外其余4指的中间那条横纹的中点。

十宣

——清热泻火能救急

十宣位于手指末端，是阴阳气血交界处，能清热泻火、通络止痛、开窍醒神，常用于治疗热证和急症。

主治病症

失眠、高血压、手指麻木、癔症、惊厥、小儿惊风等。

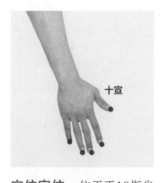

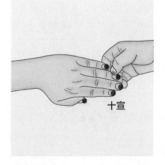

穴位定位：位于手10指尖端，距指甲游离缘0.1寸，左右共10个穴位。

简便取穴：仰掌，10指微屈，在指甲前的手尖端。

子宫——养宫调经带

子宫为经外奇穴，此穴深处有生殖器官子宫。刺激此穴，可促进子宫的血液循环、调理子宫气血，对经带异常有很好的治疗效果。

主治病症

月经不调、痛经、妇女不孕症、子宫脱垂、带下异常等。

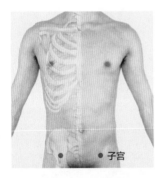

穴位定位：位于下腹部，当脐中下4寸，中极旁开3寸。

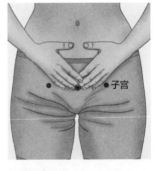

简便取穴：露出腹部，在肚脐直下4横指+1横指处，作一水平线，此线上与正中线旁开4横指处即为此穴。

内膝眼

——护膝止痹痛

内膝眼位于膝关节内侧，主要用于治疗膝关节肿胀疼痛、屈伸不利等症状，常刺激此穴，能疏通经络、活血止痛。

主治病症

膝痛、腓肠肌痉挛、髌骨软化症、下肢麻木等。

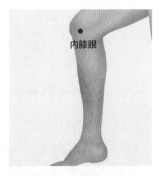

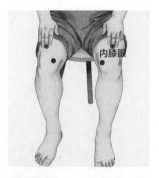

穴位定位：位于膝部，髌骨下方与髌韧带内侧凹陷中。

简便取穴：膝盖屈曲，在膝盖骨与小腿骨之间，内侧的凹陷处。

胆囊

——疏肝利胆治胆疾

胆囊属经外奇穴，因本穴可诊断胆囊疾病，对胆囊疾病有很好的治疗效果，故名为"胆囊"。

主治病症

急慢性胆囊炎、胆石症、胆道蛔虫症、下肢痿痹等。

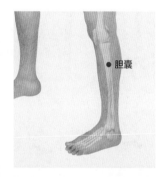

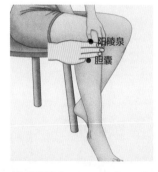

穴位定位：位于小腿外侧上部，当腓骨小头前下方凹陷处（阳陵泉）直下2寸。

简便取穴：双腿向上弯曲，用手掌握住膝盖前下方，4指向内，拇指指腹所在是阳陵泉，往下3横指处即为此穴。

八风

——清热毒、通经络

"头病脚治"，八风在足趾缝处，能祛风通络、清热解毒，常用于治疗头面热证，也可用于治疗足部痹痛。

主治病症

头痛、牙痛、足跗肿痛、足趾痛、风湿病等。

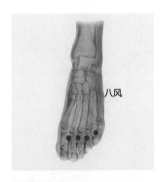

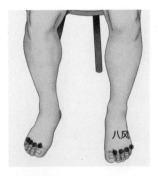

穴位定位： 位于足背侧，第1至第5趾间，趾蹼缘后方赤白肉际处，一侧4穴。

简便取穴： 露出足部，在两足背侧8个趾缝尽头、肤色改变处。

附录 腧穴首字笔画索引